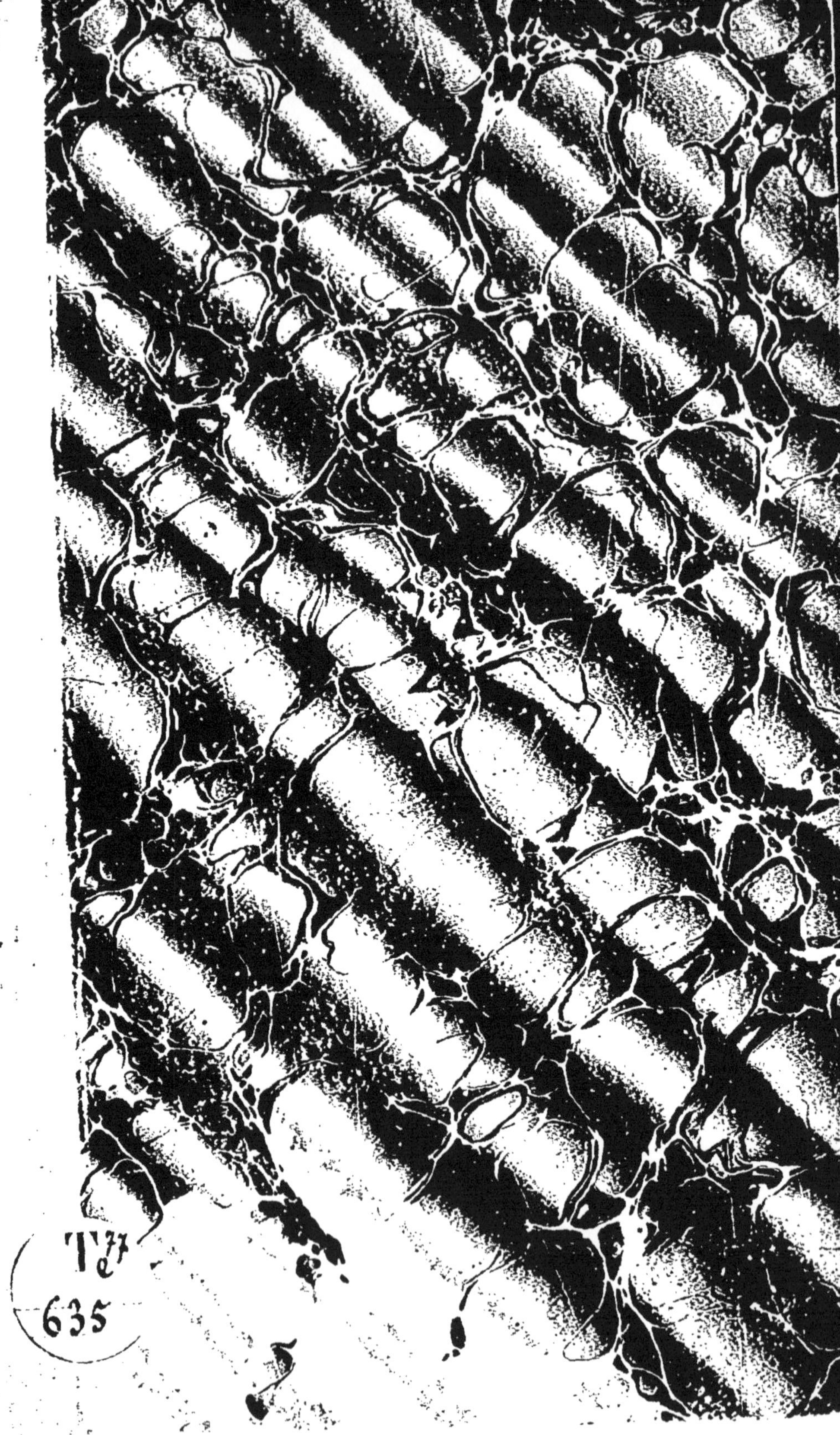

Conduite à tenir

dans les

Plaies Thoraco-abdominales

(Voie transpleurale)

par le

Dr de FONT-RÉAULX

[illegible]

ANCIEN CHEF DE CLINIQUE À L'ÉCOLE DE MÉDECINE DE LIMOGES

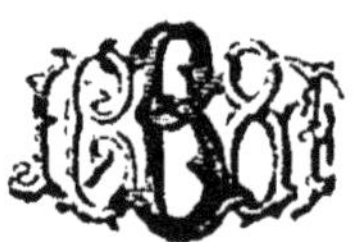

PARIS

LIBRAIRIE J.-B. BAILLIÈRE ET FILS

19, RUE HAUTEFEUILLE, 19

1901

DE LA CONDUITE A TENIR

DANS LES

LAIES THORACO-ABDOMINALES

(VOIE TRANSPLEURALE)

Conduite à tenir

dans les

Plaies Thoraco-abdominales

(Voie transpleurale)

par le

Dr de FONT-RÉAULX

ANCIEN INTERNE DES HÔPITAUX DE PARIS
ANCIEN CHEF DE CLINIQUE À L'ÉCOLE DE MÉDECINE DE LIMOGES

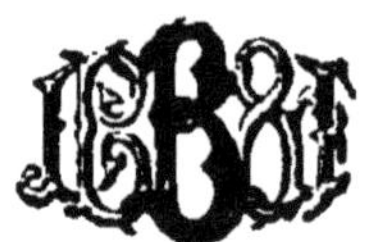

PARIS
LIBRAIRIE J.-B. BAILLIÈRE ET FILS
19, RUE HAUTEFEUILLE, 19

1901

A mon Père

LE DOCTEUR J. DE FONT-RÉAULX

qui a été mon premier Maître

A mon Président de Thèse

MONSIEUR LE PROFESSEUR **BERGER**

Professeur de médecine opératoire à la Faculté de Médecine de Paris,
Chirurgien de l'Hôpital Beaujon,
Officier de la Légion d'honneur

A mes Maîtres de l'École de médecine de Limoges

A M. P. LEMAISTRE

dont j'ai eu l'honneur d'être chef de clinique

EXTERNAT

1893

M. le Professeur DUPLAY — *Hôtel-Dieu*

1894

M. le Professeur LANNELONGUE et M. le Professeur agrégé BROCA — *Hôpital Trousseau*

1895

M. le Professeur agrégé CHAUFFARD — *Hôpital Cochin*

INTERNAT PROVISOIRE

1896

M. GOUGUENHEIM — *Hôpital Lariboisière*

M. le Professeur agrégé PEYROT — *Hôpital Lariboisière*

INTERNAT

1897

M. DESCROIZILLES — *Hôpital des Enfants malades*
M. DUCASTEL — *Hôpital Saint-Louis*

1898

M. le Professeur agrégé PÉRIER et M. ROCHARD — *Hôpital Lariboisière*

1899

M. le Professeur DUPLAY — *Hôtel-Dieu*

1900

M. le Professeur agrégé SEGOND — *Hospice de la Salpêtrière*

A MES MAITRES DES HOPITAUX

A MM. BOUGLÉ, DELBET, DEMOULIN, MARION
Chirurgiens des Hôpitaux
qui ont été mes Chefs pendant de trop courts moments

DE LA CONDUITE A TENIR
DANS LES
PLAIES THORACO-ABDOMINALES
(VOIE TRANSPLEURALE)

INTRODUCTION

« Je préfère, disait Dupuytren, mourir de la main de Dieu que de celle du chirurgien, » et il refusait énergiquement de se laisser inciser le thorax. Il n'avait peut-être pas tort, puisque, dans toutes les interventions thoraciques, on ne comptait guère de succès à cette époque.

Vraiment on comprend que, dans ces conditions, les plaies pénétrantes de poitrine et de l'abdomen, bien étudiées dans leurs symptômes, étaient placées le plus souvent hors du cadre chirurgical et abandonnées à la nature. Tous ne mouraient pas, d'ailleurs, et les cas de guérison étaient soigneusement relatés.

Ambroise Paré cite des cas heureux et les mentionne avec d'autant plus de souci que la guérison spontanée de malades aussi gravement atteints faisait l'admiration de tous ceux qui en avaient été témoins (Solly, On injuries of the diaphragme. Observation d'un cas de guérison. *In med. trib. Gazette*, p. 547. 1867.)

Très longtemps, le chirurgien, ayant déposé les armes, resta dans l'expectative, au moins en ce qui concerne des régions aussi dangereuses que l'abdomen ou le thorax, et, s'il intervenait, c'était bien timidement. Le bistouri, de nos jours, est devenu une arme défensive, et l'absence de traitement ne suffit pas dans les plaies thoraco-abdominales.

Maintenant que nous avons vu, que nous savons tous, les immenses services que peut rendre l'ouverture de l'abdomen, ne devons-nous pas nous demander si l'on n'est pas un peu trop réservé sur l'intervention thoracique ?

Dans les plaies thoraco-abdominales en particulier, la thoracotomie ne donnera-t-elle pas quelquefois beaucoup plus de facilité et des résultats bien meilleurs que la laparotomie ?

En tout cas, quelle est la conduite à tenir quand il y aura plaie du diaphragme par arme blanche ou arme à feu, que le point d'entrée soit thoracique, ou abdominal?

Voilà ce que nous avons l'intention d'étudier ici.

Nous nous demanderons, d'abord, si le malade a bien une plaie thoraco-abdominale. Puis, nous passerons en revue les cas observés, surtout dans ces dix dernières années, et, nous basant sur les résultats chez les malades où l'on n'est pas intervenu chirurgicalement, sur la conduite tenue tant par les chirurgiens français que par ceux de l'étranger, nous chercherons à concevoir, à discuter, à fixer quelle doit être notre conduite.

Les résultats obtenus suivant les différents modes d'intervention, les difficultés avec lesquelles le chirurgien aura été aux prises, les réflexions, regrets ou conseils que l'opération lui aura suggérés, seront notre guide dans cette étude.

Nous nous appuierons, en outre, sur quelques expériences qui nous sont personnelles.

Nous remercions bien vivement notre excellent Maître Monsieur le Docteur ROCHARD, pour qui nous avons la plus vive affection. C'est lui qui nous a donné l'idée de ce travail et nous avons toujours trouvé auprès de lui le plus bienveillant appui et les meilleurs conseils.

M. le Professeur BERGER a bien voulu accepter la présidence de notre thèse; nous lui exprimons toute notre reconnaissance pour l'honneur qu'il nous fait.

CHAPITRE PREMIER

Examen du blessé

Dans les plaies thoraco-abdominales (plus encore peut-être que partout ailleurs), il faut entourer le malade de mille soins pour éviter des complications qui, non seulement, peuvent aggraver son état et noircir le pronostic, mais entraîner parfois la mort rapide. Immobiliser autant que possible le thorax, éviter la toux, les efforts, les cris, les vomissements; — maintenir le malade très relevé ; — mettre un pansement antiseptique et occlusif au devant de la plaie : voilà, en deux mots, quelle sera la conduite de celui qui porte secours.

Le blessé ayant été transporté avec toutes les précautions voulues, le chirurgien, appelé sans retard, devra examiner soigneusement et rapidement le malade, car c'est, bien entendu, sur l'idée qu'il va se faire de la lésion que sera basée sa conduite.

Quelle est la cause de la blessure ? La question n'est pas oiseuse, ni la réponse sans importance.

L'intervention n'est pas la même dans le cas de plaie par arme blanche et de plaie par arme à feu. Le traumatisme a, dans un cas, une bien autre portée que dans l'autre. Le coup de couteau est local, les lésions sont limitées, voisines du point de pénétration, presque prévues ;

ou, du moins, étant données les dimensions de l'arme, sa forme, la direction du coup, on peut reconstituer en partie le trajet, en deviner la gravité, aller droit à l'organe lésé et se permettre de négliger l'examen des viscères plus éloignés qui, on en est sûr, étaient, de par leurs rapports normaux, trop éloignés pour avoir été atteints.

Toutes les armes blanches, couteaux, épées, fleurets ou tiges métalliques quelconques, chute sur une grille, coups de corne, etc., peuvent être des causes de blessures. Le couteau est de beaucoup la cause la plus fréquente. Il m'a également été donné d'observer un cas de blessure thoraco-abdominale chez un malade venant dans sa chute littéralement s'embrocher sur un des pieux de sa charrette (1).

Quelquefois, c'est très rare, c'est une côte fracturée qui vient dilacérer la plèvre et le diaphragme.

La plaie est-elle le résultat d'un coup de feu? Il est beaucoup plus malaisé de dire le trajet du ou des projectiles. On sait combien, parfois, toutes les prédictions sont déjouées, et quant à la direction, et quant à la profondeur de pénétration de la balle. La difficulté s'accroît d'ailleurs de l'étroitesse constante du point d'entrée, de l'absence d'indice sur la direction de l'arme et, très fréquemment, de l'innocuité apparente du traumatisme. Si on y ajoute la variation de la forme et surtout du calibre du projectile, les variations de sa force pénétrante, on comprendra combien plus difficile est le diagnostic exact des lésions.

Il ne faut même pas trop se fier sur l'orifice de sortie de la balle, quand il existe. On connaît les trajets capri-

(1) Dr J. de Font-Réaulx (*Limousin médical*).

cieux des projectiles : ils ne suivent pas toujours le plus court chemin. Et, comme pour compliquer les choses, le diaphragme ayant la forme d'une coupole et d'une coupole mobile à chaque instant, il peut dans deux circonstances, semblables en apparence, présenter des blessures bien différentes ou n'en pas présenter du tout, ou encore avoir deux perforations.

Il découle inévitablement de ces considérations que, dans les blessures par armes à feu, la difficulté est accrue quant au choix du mode d'intervention et quant à l'opération elle-même. Les lésions étant moins connues, le chirurgien va moins directement au but. Il est obligé d'examiner bien des parties, en dehors de la ligne droite; l'opération se prolonge, et le pronostic s'aggrave des chances d'infection et des risques d'une intervention incomplète.

Nous devrons donc soigneusement, rapidement interroger le patient, ou plutôt ceux qui l'amènent, pour savoir toute l'étiologie de la blessure et, s'il est possible, nous faire montrer la cause du délit.

Alors nous serons plus à même d'examiner fructueusement le blessé et de résoudre cette première question: *y a-t-il plaie thoraco-abdominale?*

Trois cas peuvent se présenter: La plaie extérieure est placée sur le thorax, ou sur l'abdomen, ou elle intéresse à la fois les deux.

Il est bon, avant d'aller plus loin, de rappeler le trajet de la plèvre au niveau de ses limites inférieures, car les côtes descendent, on le sait, plus bas que la plèvre.

Melsome (1) a fort bien étudié ce trajet.

(1) *Ann. of Surg.*, oct. 1898.

Poirier (1) le décrit de la façon suivante :

« La ligne costo-diaphragmatique de la plèvre commence en avant au niveau du bord inférieur du cartilage de la 6e côte, se dirige obliquement en bas et en dehors, derrière l'articulation de la 7e côte osseuse avec son cartilage, et atteint le 7e espace intercostal dans la ligne mamillaire ; puis, se recourbant en arrière, croise la 10e côte dans la ligne axillaire. Elle devient horizontale et atteint la 12e côte (bord inférieur ou bord supérieur), qu'elle suit jusqu'à la colonne vertébrale ».

Pansch fait remarquer qu'à gauche la ligne costo-diaphragmatique est plus basse qu'à droite, à la hauteur de la 7e côte, de tout un travers de doigt.

On comprend donc qu'il y aura toute une classe de plaies thoraco-abdominales ou plutôt *costo-abdominales* qui seront au-dessous de la plèvre et au niveau des insertions diaphragmatiques.

C'est, le plus souvent, dans cette catégorie que rentrera notre première classe de plaies, celles qui font communiquer à la fois avec l'extérieur, la région sus et sous-diaphragmatique.

Les plaies de ce genre seront, le plus généralement, très faciles à diagnostiquer. Une sonde cannelée, promenée obliquement dans l'orifice, est arrêtée par les insertions diaphragmatiques. Il y a, en général, hernie immédiate de l'épiploon ou de l'intestin et, si la section remonte assez haut, ouverture de la plèvre et pneumothorax. Ces plaies sont presque toujours le résultat de blessure par

(1) Poirier, Traité d'anatomie humaine.

arme blanche et on conçoit, dès maintenant, que leur traitement va être simplifié, puisque les deux cavites sont ouvertes et que la plaie diaphragmatique se confond presque avec la plaie cutanée.

Nous verrons que, dans les blessures de ce genre, il suffira de suturer le diaphragme à la paroi pour transformer immédiatement la lésion en plaie abdominale.

Le plus souvent l'agent, vulnérant à la fois la plaie et le péritoine, pénètre par le thorax. Ce sont les plaies thoraco-abdominales vraies.

L'entrée peut siéger en un point plus ou moins élevé de la cage thoracique, en avant, en arrière, ou sur le côté (le plus fréquemment). Le plus souvent, on la trouve à gauche.

Tout cela est très important, car, suivant le siège de la plaie cutanée, on pourra prévoir en partie le siège de la blessure diaphragmatique et, quelquefois, la gravité des lésions viscérales. Il est évident que, plus le coup de couteau aura pénétré haut dans le thorax, plus l'orifice du diaphragme sera éloigné de ses insertions et plus, par suite de l'éloignement progressif de sa coupole et de l'agrandissement progressif du sinus pleural, les lésions abdominales auront de chances d'être peu étendues. Mais, par contre, ce sera bien évidemment surtout dans ces cas que le poumon sera atteint.

A droite : on aura des sections du foie, quelquefois du rein (Demons), jamais de hernie diaphragmatique.

A gauche : des blessures de l'estomac (Severeanu, Borsuck, Marana), de l'épiploon, du côlon, de l'intestin, de la rate (Impalomeni, Parlavecchio), du rein. Les projectiles peuvent, on le conçoit, aller perforer les organes les plus éloignés.

Mais il ne faut rien s'exagérer, et il est même curieux de voir que, très fréquemment, dans les blessures par coup de couteau, les viscères ne sont pas blessés ; c'est même la règle. Cela a bien son importance, car c'est l'ouverture des viscères qui règle le pronostic et le traitement.

C'est surtout dans les cas de chute sur une arme blanche ou une tige rigide, de coup de corne ou de coup de feu tiré de bas en haut, que l'on rencontre les plaies abdomino-thoraciques, c'est-à-dire ouvrant le thorax par l'abdomen. C'est dans ces cas que le plus facilement il y a une erreur dans le diagnostic de la lésion, si on n'a pas soin de bien examiner attentivement le malade.

Nous n'insisterons pas ici sur les moyens de reconnaître les plaies thoraco-abdominales : ils ont été bien étudiés par ISRAEL (1) dans son *Etude médico-légale sur les blessures du diaphragme* et par LAPALLE (2) dans sa thèse sur le même sujet.

Pâleur, sueurs froides, pouls petit sont des symptômes communs à tous les grands traumatismes et à toutes les hémorragies.

L'anxiété est toujours très grande et peut s'accompagner de nausées et de vomissements immédiats.

ISRAEL insiste sur la douleur précordiale, surtout à l'inspiration, et sur le phénomène du diaphragme de Litten. Quelquefois, on a observé aussi de la douleur à l'épaule, encore mal expliquée.

(1) ISRAEL, Die Verletzungen des Zwerchfells vom gerichtsartzlichen Standpunkte. (*Viertel. f. gerichtl. Med.*, 3e série, XIV fasc. supplém.)
(2) LAPALLE, thèse de Bordeaux, 1896.

Tous ces signes sont loin d'être pathognomoniques. Percy, dans son article du Dictionnaire de Médecine, parle longuement d'un signe spécial : le *rire sardonique*, qui lui permit, dans un cas, de diagnostiquer une blessure du diaphragme.

Repetto n'en parle pas.

Beaucoup plus importants sont les signes directs de blessure d'un organe.

Le signe par excellence, celui que nous verrons le plus souvent répété dans les observations, est l'apparition, dans l'orifice intercostal, de viscères abdominaux, l'épiploon surtout. C'est là, bien entendu, un signe pathognomonique.

Peyrot dit, dans le Traité de chirurgie de Duplay et Reclus (t. VI), que la hernie épiploïque est rare.

Duplay, dans son Traité de pathologie externe, en recueille 4 cas.

En réalité, elle est assez fréquente.

L'hématurie, la rétention d'urine, l'entérorragie, sont des signes très importants, quand ils se présentent : comme dans les cas rapportés par Demons, Peyrot, Lapalle.

Ou encore l'hématémèse, bien que ce signe puisse induire en erreur, comme dans une observation de Delbet.

De même l'hémoptysie, le pneumothorax, l'hémothorax, devront être cherchés, surtout dans le cas de pénétration par l'abdomen.

La hernie diaphragmatique est un signe pathognomonique, mais qu'il faut chercher malgré son volume parfois considérable.

Elle se produit, en général, aussitôt après le traumatisme; quelquefois plus tard (20 ans après). S'aider de la percussion et de l'auscultation. Ne pas confondre avec un pneumothorax. Voir si la sonorité stomacale et intestinale se continue à la place de la sonorité pulmonaire et si, par contre, la tonalité du poumon du côté sain n'est pas altérée.

Gutmann (1884) insiste surtout sur le refoulement du cœur : la pointe bat à droite du sternum.

Or, si on ne trouve pas dans la plèvre gauche des signes d'épanchement, rien autre chose ne peut expliquer ce déplacement, si ce n'est une inversion des viscères portant seulement sur le cœur, diagnostic qu'il ne faudrait faire qu'après exclusion de tous les autres diagnostics possibles.

Enfin il est des cas dans lesquels on voit s'écouler par la plaie des liquides viscéraux venant de l'estomac, comme dans le cas de Severeanu (congrès de chirurgie, 1893), de l'intestin ou du foie.

Nous n'insisterons pas davantage sur ce diagnostic et sur ses éléments.

Se renseigner sur l'arme, examiner la plaie, ne pas trop s'attarder aux symptômes généraux, mais étudier attentivement l'abdomen et le thorax et le fonctionnement des différents viscères qu'ils contiennent : tel est le devoir du chirurgien avant de prendre le bistouri ; c'est à ce prix qu'il fera une intervention utile. C'est à la lumière de son diagnostic plus ou moins éclairé qu'il devra d'opérer utilement, rapidement, de ne laisser inaperçue aucune lésion cachée, et de donner à son malade les meilleures chances de guérison.

CHAPITRE II

De la conduite tenue dans les plaies thoraco-abdominales. Observations. Résultats.

Le malade est examiné, connu autant qu'il peut l'être. Comment faut-il intervenir? Avant d'aborder cette discussion, il nous faut voir quelle a été la conduite tenue jusqu'ici dans les différents cas qui peuvent survenir. De la lecture attentive de ces observations, des difficultés rencontrées, des divers traitements appliqués et des résultats obtenus, devra découler pour nous un enseignement précieux, une règle de conduite réellement basée sur l'expérience et le raisonnement.

Mais d'abord faut-il intervenir?

Il y avait, dans les trousses de nos pères, une fameuse sonde qui n'avait pas d'autre usage que l'exploration des plaies pénétrantes de poitrine, mais on s'en servait rarement avant l'ère antiseptique, car on en connaissait les dangers, sans comprendre leur cause. Nous avons vu la crainte légitime de DUPUYTREN pour les ouvertures thoraciques et il n'y a pas bien longtemps encore PIROGOFF disait de leur exploration, c'est « une criminelle recherche » (1).

(1) FORGUE et RECLUS, Thérapeutique chirurgicale. Paris, 1892, t. II, p. 488.

On se demandait encore : *Faut-il fermer ?*

Depuis GUY DE CHAULIAC, on discute. Ambroise PARÉ et CHASSAIGNAC laissent ouvert. VALENTIN, DUPUYTREN, LARREY ferment.

HOWARD ferme toutes les plaies de poitrine, dans la guerre d'Amérique — mais pas de succès, par défaut d'antisepsie.

On injecte du vin, de l'eau miellée, de la teinture d'iode.

Puis arrive l'antisepsie.

Dans leur travail : *De la conduite du chirurgien dans les cas de plaies pénétrantes de poitrine par arme blanche*(1), HUGUET et PÉRAIRE conseillent d'intervenir le moins possible.

LUCAS-CHAMPIONNIÈRE (2) fait remarquer : « au contraire de ce qui se passe pour les plaies de l'abdomen, pour lesquelles la tendance à l'intervention est de plus en plus marquée, il faut être pour la poitrine *extraordinairement* réservé. Non seulement il n'y a pas lieu d'intervenir dans l'immense majorité des cas, mais il faut éviter au patient les moindres mouvements. »

Rien que les déplacements pour pratiquer l'auscultation peuvent être funestes au sujet qui vient d'être frappé, et il *doit être examiné avec une extrême discrétion.*

Cela est vrai des plaies par arme blanche et des plaies par arme à feu. Ceci soit dit, bien entendu, des plaies par balles de revolver, telles qu'on les observe surtout dans les hôpitaux.

(1) *Revue de chirurgie*, 1895.
(2) Académie de médecine, mai 1899.

Dans les plaies de poitrine ayant déterminé de grandes hémorragies à évolution rapide et menaçante, il y a infiniment plus de chances de guérison d'abandonner le malade à lui-même dans un repos absolu, que d'intervenir par une opération.

Delorme (1) répond : s'il y a hémorragie abondante, il faut *aller droit au vaisseau*, en pratiquant à la paroi du thorax une brèche plus ou moins étendue.

Les cas malheureux d'intervention pour plaies de poitrine sont dus au retard apporté à ces interventions.

On se demande; en effet,en quoi une incision intercostale un peu étendue, une résection d'une ou plusieurs côtes, faites rapidement,peuvent être considérées comme susceptibles d'aggraver notablement l'état d'un blessé.

En quoi et pourquoi une thoracotomie, quand le thorax est déjà ouvert, serait-elle plus dangereuse qu'une laparotomie ? Et Delorme persiste à croire que l'intervention chirurgicale est préférable à l'immobilisation.

Personnellement,nous nous rangeons à l'opinion de Delorme, et nous ne voyons pas très bien pourquoi il faudrait laisser un malade sans le bénéfice de l'intervention, sous prétexte que sa plaie est thoracique. Dans la lutte contre le couteau aveugle de l'assassin, le malade succombera si le chirurgien pose les armes et ne va pas se rendre compte et réparer une à une les lésions. Objecter qu'il y a des blessés qui guérissent seuls, c'est dire qu'on a tort

(1) Académie de médec., 6 juin 1899.

d'opérer l'appendicite, puisque les cas de guérison spontanée ne sont point rares.

Ce qui tue, c'est l'hémorragie ou l'infection des séreuses par un viscère lésé ; le repos, c'est la mort ! il faut courir au secours du blessé !

Lisons le traitement des plaies du diaphragme dans le Dictionnaire de Jaccoud (tome XII, p. 361), article d'Armand Desprès. « Il faut tenir les malades dans la position suivante : le thorax un peu élevé par des coussins, de façon que le poids des viscères s'oppose le plus possible à leur pénétration dans le thorax ; les cuisses fléchies sur le bassin devront être maintenues dans cette position, afin de relâcher le plus possible les muscles de l'abdomen ; le malade évitera de parler et de faire aucun effort. »

Voilà tout le traitement ! Et cependant, même s'il n'y avait pas d'hémorragie, même si aucun viscère n'était sectionné, il faut savoir que le diaphragme guérit difficilement seul à cause de l'écartement des lèvres de la plaie, de sa mobilité, de la présence presque fatale de la hernie.

Cruveilhier affirme même que les plaies du diaphragme ne se cicatrisent pas spontanément et qu'elles se transforment en anneaux fibreux : c'est aller trop loin. Percy est du même avis.

Repetto a fait des expériences sur le chien. Il fait des plaies diaphragmatiques. Quelque temps après, il sacrifie l'animal. Trois fois le diaphragme est cicatrisé sans adhérence abdominale ou thoracique ; 3 fois il trouve des orifices donnant passage à des organes abdominaux.

Beale, dans une observation (intéressante aussi à un autre point de vue), a trouvé dans un abcès situé entre la face supérieure du foie et la voûte diaphragmatique, deux fragments de poumon qui avaient été séparés de cet organe par la constriction résultant de la cicatrisation d'une plaie du diaphragme à travers lequel le poumon s'était hernié ; la communication entre la plèvre et le péritoine s'était donc oblitérée.

La cicatrisation des plaies du diaphragme est donc possible. Mais il reste là un point faible qui peut céder ultérieurement et donner lieu à une hernie.

Il ne suffit pas en effet de survivre, il faut voir à quel prix on échappe à la mort.

Percy est d'avis que, quand la *Crevasse* du diaphragme ne tue pas sur-le-champ, elle donne naissance à des infirmités pires que la mort : constipation opiniâtre, angoisse habituelle, syncopes fréquentes, vomissements journaliers, douleurs de poitrine, de la région épigastrique, coliques, etc.

Bartholin et Becker nous retracent le même tableau, la même vie misérable jusqu'au jour où les malades succombent d'étranglement herniaire.

D'ailleurs, lisons l'histoire des plaies thoraco-abdominales traitées médicalement.

CHAPITRE III

Observations et Résultats

Observation I. — Plaie thoraco-abdominale. — Pas d'intervention. — Huit mois après, mort de hernie étranglée.

Ambroise Paré nous parle, dans ses mémoires, d'un capitaine qui, pendant un siège, fut blessé par une balle traversant l'appendice xyphoïde et le diaphragme.

Le capitaine souffrit pendant huit mois.

Autopsie. — A l'autopsie, on trouva le gros intestin engagé dans le thorax où il avait pénétré par une plaie du diaphragme permettant tout au plus le passage du petit doigt.

Observation II. — Plaie thoraco-abdominale. — Pas d'intervention. — Hernie consécutive.

Brancaccio (D'après *Jahresbericht Virchow, 1883, t. II*).

Trois plaies pénétrantes de poitrine. Coup de couteau. Pas d'intervention. Guérison.

Trois mois après, hernie diaphragmatique diagnostiquée et vérifiée à l'autopsie, après décès dans une attaque d'apoplexie.

Observation III. — Plaie thoraco-abdominale. — Pas d'intervention. — Hernie consécutive.

Cuervo y Serrano (*Gaz. med. Ital. Lomb.*, n° 23).

Un nègre vigoureux fut atteint dans le 6e espace intercostal gauche, sur la ligne axillaire antérieure, d'une plaie pénétrante de poitrine — sur laquelle les renseignements manquent d'ailleurs. — Aussitôt sortit de la plaie une masse volumineuse, sanglante. Mort le 5e jour, après des vomissements incoercibles.

Autopsie. — A l'autopsie, hernie de l'estomac, du côlon transverse et du lobe gauche du foie.

Observation IV. — **Coup de couteau au niveau du 7e espace intercostal. — Traitement médical. — Mort 6 mois après. — Hernie diaphragmatique étranglée de l'estomac, du côlon et de l'épiploon.**

Mendez (*Bulletin Médical Argentin*, 1890).

Homme de 23 ans qui a reçu, six mois avant d'entrer à l'hôpital, un coup de couteau dans le côté gauche, 7e espace intercostal, au niveau de la ligne axillaire. Entré à l'hôpital Saint-Roque le 8 mai 1890. Vomissements fréquents, constipation et anorexie. Traitement médical. Les symptômes s'aggravent. Mort le 25 du même mois.

Autopsie. — Hernie diaphragmatique volumineuse dans la cavité pleurale gauche, qui comprime le poumon correspondant qu'elle a transformé en une languette large de 2 centimètres, ainsi que le cœur qui se trouve dévié à droite.

La hernie était formée par l'estomac, le côlon transverse et la totalité du grand épiploon.

L'estomac distendu par les gaz avait effectué une rotation considérable, sa grande courbure était en relation avec la paroi thoracique, la clavicule et le médiastin. Tous les organes avaient pénétré dans la cavité pleurale à travers une solution de continuité du diaphragme, de forme ovoïde, de 8 centimètres de large et située à 6 centimètres du bord gauche du centre phrénique.

Observation V. — **Coup de couteau dans le 7e espace intercostal gauche. — Six mois après, mort. — Hernie étranglée de l'épiploon et du côlon transverse.**

Mendez (*Revue de la Société médicale argentine*)

Il s'agit d'un homme de 32 ans qui a reçu, 6 mois avant d'entrer à l'hôpital, un coup de couteau dans le 7e espace intercostal gauche, au delà de la ligne axillaire.

A son entrée à l'hôpital, il présente tous les signes d'une occlusion intestinale et le diagnostic porté fut celui de hernie diaphragmatique avec occlusion intestinale. Mort le 13 mars.

Autopsie. — Volumineuse hernie diaphragmatique qui occupe la cavité pleurale gauche et qui a refoulé le poumon correspondant.

Cette hernie était formée : 1° par le grand épiploon à sa partie antérieure, congestionné et œdématié ;

2° Une grande partie du côlon transverse, de couleur rouge violacé et présentant un notable degré d'injection sanguine. Le côlon seul est distendu par les gaz.

La hernie a été produite par une plaie du diaphragme située sur le bord gauche du centre phrénique : l'épiploon hernié avait contracté des adhérences partielles avec les bords de l'orifice diaphragmatique.

L'estomac se trouvait appliqué contre la voûte du diaphragme, de telle sorte que son bord postérieur regardait en avant.

Observation VI. — Plaie du thorax. — Hernie épiploïque. — Résection de l'épiploon. — Suture de la paroi. — Un an après, hernie stomacale.

Risel

Homme de 34 ans qui, pour se suicider, s'est donné plusieurs coups de couteau dans l'hypocondre gauche. On a fait la suture de ces plaies. Une d'elles, située dans le 7e espace intercostal gauche, près de la ligne mamelonnaire, a donné issue à un fragment d'épiploon irréductible que l'on a réséqué. Pas de pneumothorax, pas de signes d'inflammation de la plèvre et du péritoine. Guérison rapide.

Le malade est revu un an après : la cicatrice de la plaie par où faisait hernie l'épiploon est soulevée par une tumeur aplatie qui s'étend verticalement de la 6e à la 7e côte et horizontalement de la ligne mamelonnaire à 11 centimètres en arrière de cette ligne.

A chaque effort de toux, la tumeur se distend dans tous les sens et est sonore à la percussion. La réduction s'opère facilement avec gargouillement, à l'exception d'une petite portion pâteuse qui reste adhérente à la paroi thoracique, au niveau de la partie interne du 7e espace intercostal.

De plus, au niveau du 6e espace intercostal, existe une autre cicatrice qui est également soulevée par les efforts de toux.

La hernie paraît être formée aux dépens de la face antérieure de l'estomac.

D'ailleurs il n'existe aucun trouble respiratoire ou digestif.

Observation VII. — Plaie du thorax. — Hernie de l'épiploon. — Réduction, suture de la plaie. — Quinze mois après, hernie de l'estomac.

Nic. Repetto

Homme de 28 ans qui, le 19 février 1893, a reçu un coup de couteau dans le côté gauche de la poitrine. Conduit à l'hôpital 4 heures après l'accident, on constate une plaie de 2 à 3 centimètres au niveau de la 7ᵉ côte gauche et qui livre passage à un fragment d'épiploon large de 5 centimètres.

Nettoyage et désinfection de l'épiploon hernié. Réduction. Suture de la plaie, légère réaction péritonéale, guérison au bout de 22 jours. Le 15 mai 1894, quinze mois après le traumatisme, le blessé est revu. Au niveau de la 7ᵉ côte, existe une cicatrice linéaire correspondant à la plaie sus-mentionnée. Un peu à côté de la cicatrice, existe une petite tumeur qui augmente de volume avec les efforts de toux, jusqu'à acquérir le volume d'une noix. La percussion à ce niveau donne un son clair. La tumeur est complètement réductible et les éléments qui la constituent rentrent dans la cavité abdominale par un trajet nettement situé au niveau de l'espace intercostal.

Le malade ne présente pas de troubles fonctionnels graves, à part quelques vomissements.

Observation VIII. — Plaie pénétrante. — Hernie consécutive.

Verardini (in Franceschi).

Un homme fut atteint d'une plaie pénétrante au niveau du bord antérieur de la dernière fausse côte. Il était guéri et se *portait bien depuis 19 ans*, quand il fut subitement pris de signes d'obstruction ; il mourut en 7 jours. On trouva un orifice au milieu du diaphragme, le côlon transverse et le jejunum étaient étranglés.

Observation IX. — Plaie thoraco-abdominale. — Mort en dix heures.

Zannini Paolo (in Franceschi).

Un homme de 68 ans reçoit un coup de poignard dans la partie inférieure de la poitrine et guérit sans être autrement incommodé.

Vingt-deux ans après, il fut pris subitement d'une vive douleur dans la poitrine sous le sein gauche, de vomissements, dyspnée, etc., et mourut en dix heures.

Autopsie. — A l'autopsie, on trouva dans le centre de la moitié gauche du diaphragme un trou ovale à bord lisse de 1/2 pouce, par lequel étaient passées dans le thorax gauche une partie du côlon transverse et la majeure partie du grand épiploon enflammé; un lambeau épiploïque était adhérent à l'orifice du diaphragme.

Observation X. — Plaie thoraco-abdominale. — Pas d'intervention. — Mort

Lacher (*Deutsch. Archir. für. klin. Med.*, xxvii, 1882).

Un homme de 44 ans reçoit un certain nombre de coups de couteau dont l'un pénètre dans le 6e espace intercostal, entre les lignes mamelonnaire et axillaire.

Pas d'intervention, pleurésie purulente, mort.

Autopsie. — A l'autopsie, on trouve l'angle splénique du côlon engagé de 8 cent. dans la plèvre gauche, avec environ 5 cent. d'épiploon. L'ouverture diaphragmatique a 2 cent. 1/2.

Observation XI. — Plaie thoraco-abdominale. — Hernie consécutive.

Dietz (th. de Doctorat, Strasbourg, 1885).

Un caporal de turcos reçoit, le 6 août 1870, un coup de baïonnette dans le 5e espace intercostal gauche. On trouve les signes d'un épanchement pleural. Une ponction exploratrice ramène une petite masse granuleuse, mais pas de liquide. Mort le 17.

Autopsie. — La moitié inférieure de la cavité thoracique est occupée par l'estomac, l'épiploon, une partie du côlon transverse et descendant. La moitié gauche du diaphragme manque, il n'en reste en arrière que quelques lambeaux. Le poumon est fortement comprimé en arrière.

Observation XII. — Plaie thoraco-abdominale. — Obstruction intestinale. — Mort.

(*Centralblatt für. Chir.*, 1893, p. 826).

Un militaire ayant reçu un coup de couteau peut continuer son service sans inconvénient pendant plusieurs mois. Puis surviennent des accidents d'obstruction intestinale qui amènent la mort au 9e jour.

Dans la hernie, se trouvent la portion pylorique de l'estomac en forme de clepsydre et 32 centimètres de gros intestin.

Observation XIII. — Plaie thoraco-abdominale. — Hernie de l'estomac.

Horoch (de la clinique d'Albert).

Coup de couteau au-dessous de l'omoplate gauche. Mort deux jours après, par asphyxie.

A l'autopsie, plaie du poumon et du diaphragme. Hernie de l'estomac, qui est perforé.

Observation XIV. — Coup de couteau dans le 9e espace intercostal gauche. — Hernie de l'épiploon. — Résection, suture de la plaie cutanée. — Coup de couteau dans le 3e espace intercostal droit. — Traumatopnée, emphysème généralisé, abcès au niveau de la plaie gauche. — Guérison.

Nicolas Repetto

Homme de 35 ans qui, le 10 septembre 1893, reçoit deux coups de couteau dans le thorax. Conduit à l'hôpital quelques heures après l'accident. Il existe une plaie nette de 3 centimètres, située dans le 9e espace intercostal gauche, au niveau de la ligne axillaire et à travers laquelle se fait jour l'épiploon. Du côté droit, dans le 3e espace intercostal, à deux travers de doigt en dehors du sternum existe une autre plaie de 3 centimètres par laquelle s'échappent de l'air et du sang. Les deux plaies sont désinfectées et suturées après que l'épiploon hernié a été réséqué à gauche.

11 septembre. — Emphysème sous-cutané généralisé. Tout le thorax, les aisselles sont considérablement déformés. Pouls fréquent, expectoration sanglante, dyspnée.

12 septembre. — L'emphysème a diminué, il ne passe pas d'air par la plaie du côté droit. Même état général.

15 septembre. — L'emphysème persiste. L'expectoration est toujours sanguinolente.

20 septembre. — La suture de la plaie gauche est désunie, il s'échappe une grande quantité de pus. On place un tube de drainage qui pénètre de 4 centimètres. Expectoration muco-purulente.

18 octobre. — L'abcès est guéri ; il reste une fistule du côté droit, qui donne issue à quelques gouttes de pus.

Observation XV. — Plaie thoraco-abdominale. — Résection de l'épiploon. — Suture cutanée. — Guérison.

Lapalle (Thèse, Bordeaux, 1896).

Un homme de 32 ans reçoit, le 1er mai 1892, un coup de couteau dans le côté gauche. Une heure après, il est conduit à l'hôpital et on reconnait l'existence d'une petite plaie dans le 9e espace intercostal gauche, au niveau de la ligne axillaire par laquelle faisait hernie un fragment d'épiploon, large de 5 centimètres.

L'épiploon est lié, réséqué, réduit. Plaie suturée, pansement antiseptique.

12 mai. — Guérison complète.

Observation XVI. — Plaie thoraco-abdominale. — Grosse hernie irréductible.

Scalzi (*Jahresbericht Virchow*, 1881, t. XI).

Un portefaix de 35 ans fut atteint, en 1870, d'une plaie pénétrante au niveau des 8e et 9e côtes gauches ; en cet endroit, apparut une hernie grosse comme les deux poings. Elle était irréductible.

On agrandit par en haut la plaie qui avait 5 centim. de long sur

2 cent. de large et l'intestin qui était dans le thorax rentra dans l'abdomen. Là-dessus on sutura l'orifice et on essaya de modérer les mouvements respiratoires au moyen d'un bandage et d'une position appropriée. Le malade eut peu de réaction : seulement une pleurésie limitée ; il guérit en deux mois. Malheureusement la hernie se reproduisit entre la 8e et la 9e côte ; d'abord grosse comme un œuf de poule, elle formait en 1878 une tumeur allongée de 10 cent. de long sur 8 de large et 4 centim. de saillie à ce niveau ; elle ne causa aucune fatigue au malade.

OBSERVATION XVII. — Plaie thoraco-abdominale. — Obstruction intestinale.

MARZOLO SALA. (In mémoire de FRANCESCHI, 1885).

Un paysan reçut une balle de fusil entre la 4e et la 5e côte, vers le bord inférieur de l'omoplate ; il guérit.

Huit ans après, il fut pris d'accidents d'obstruction intestinale et mourut.

Autopsie. — A l'autopsie : on trouve en arrière du diaphragme un orifice par lequel le côlon transverse et l'épiploon s'étaient engagés dans la moitié gauche du thorax : le côlon était ulcéré et gangrené.

OBSERVATION XVIII. — Plaie thoraco-abdominale. — Hernie de l'estomac.

ROBERT (*Soc. Anat.*, 1888)

Un homme de 24 ans reçoit un coup de revolver dans la poitrine ; la balle de 7 millimètres a pénétré dans le sixième espace intercostal gauche.

Production d'un hémothorax qui guérit (mars).

Un an après (décembre), sans cause connue, arrêt complet des matières et des gaz, douleurs, vomissements alimentaires.

Mort.

Autopsie. — Hernie diaphragmatique de l'estomac, du côlon transverse et d'une partie du grand épiploon. La balle est dans la capsule splénique.

Observation XIX. — Plaie pénétrante du thorax et de l'abdomen par canne à fusil chargée de plomb. — Lésions du poumon, déchirure du diaphragme, blessure de l'estomac qui fait hernie dans le thorax.

A. Aubert, interne des hôpitaux.

Le nommé S... Théophile, 50 ans, le 7 juillet, vers midi, se tire à bout portant un coup de feu dans la poitrine avec une canne à fusil chargée de plomb, n° 9. On l'apporte quelques instants après dans le service de M. le Professeur Terrier, à l'hôpital Bichat.

L'orifice d'entrée siège sur la ligne mamelonnaire, à cinq travers de doigt au-dessous du mamelon, dans le 7e espace intercostal gauche ; d'environ un centim. de diamètre, il présente des bords nets, non déchiquetés et est entouré d'une zone peu étendue où l'on constate une brûlure des téguments au premier degré et une incrustation de grains de poudre dans la peau. Un stylet aseptique, introduit dans la plaie, pénètre très obliquement en bas et en dehors à cinq centimètres de profondeur environ ; arrivé à ce point, il permet à l'air extérieur d'entrer dans la plèvre avec un sifflement caractéristique. Il n'existe cependant aucun signe appréciable de pneumothorax ou d'hémothorax. Cette solution de continuité saigne toutefois beaucoup plus que ne le comporte une plaie tégumentaire aussi minime et à chaque forte expiration, à chaque effort de toux, on voit augmenter la quantité de sang expulsée.

Le facies est très pâle, les extrémités refroidies, le pouls petit à 104, la respiration à 48 ; il existe un myosis très accentué. Le malade, qui n'a pris aucun aliment depuis la veille, accuse un point de côté assez violent et des douleurs très vives dans la région épigastrique, plus accentuées à gauche ; la palpation la plus légère augmente les phénomènes douloureux.

Du côté de l'abdomen, il n'y a ni ballonnement, ni modification de la sonorité. Le blessé a eu, dit-il, des nausées à plusieurs reprises et après l'une d'elles a vomi un verre de sang noir ; il en a aussi craché quelques filets.

Le siège et la direction de la blessure, l'orthopnée, les violentes douleurs épigastriques, l'hématémèse et l'hémoptysie légère, que le malade prétendait avoir encore, permettaient de poser le diagnostic de plaie pénétrante du thorax et de l'abdomen avec lésion probable du poumon et de l'estomac. Ce diagnostic, du reste, se confirmait le soir. Le blessé avait une nouvelle hématémèse légère et expectorait des crachats sanguinolents. Le pouls restait petit à 130, l'oppression était très grande et les douleurs épigastriques très vives.

Le lendemain matin, l'état s'était aggravé. Le malade, assis sur son lit, absolument anhélant, présentait une teinte cyanique très accentuée avec refroidissement des extrémités ; le pouls restait filiforme, presque incomptable, l'expectoration sanguinolente persistait, les hématémèses ne s'étaient pas renouvelées. L'abdomen était toujours souple, sans ballonnement, toujours très douloureux au niveau de l'épigastre. Le malade succombait à 1 heure de l'après-midi, aux progrès de l'asphyxie.

Autopsie. — A l'ouverture du thorax, on constata que l'estomac tout entier faisait hernie dans cette cavité; très dilaté par des gaz, il remplit presque complètement la plèvre gauche ; les régions du cardia et du pylore seules sont restées dans l'abdomen. Ce viscère, qui décrit ainsi dans la plèvre une courbe à concavité inférieure, est facilement réduit par une traction opérée sur le pylore. On voit alors que la plèvre contient environ un verre à Bordeaux de sang noir et liquide ; elle présente une déchirure assez nette d'un centimètre de diamètre, au niveau de l'orifice d'entrée du coup de feu. Cet orifice conduit dans un trajet très oblique en haut et en dedans, qui occupe bien le septième espace intercostal ; à ce niveau, les muscles intercostaux sont déchirés, l'artère intercostale saine et la huitième côte légèrement éraillée par les grains de plomb ; ce trajet très oblique a une longueur de cinq centimètres.

Le lobe inférieur du poumon gauche est criblé de grains de plomb au niveau de sa partie antérieure et inférieure, le parenchyme est dilacéré, déchiré sur une étendue grande comme la paume de la main et sur une profondeur apparente de plusieurs centimètres.

Le diaphragme présente une déchirure à l'emporte-pièce, assez régulièrement circulaire de 4 centim. 1/2 de diamètre ; elle siège en avant et à gauche du péricarde à 1 centim. en dehors de l'insertion du sac fibreux péricardique.

Les bords en sont déchiquetés profondément. Quant au fragment de muscle correspondant à cette déchirure, il est complètement détaché et se trouve porté au niveau du pilier droit du diaphragme. On peut constater, en outre, l'existence de deux petites ecchymoses sous séreuses siégeant à gauche de la déchirure et quelques petites éraillures produites par des grains de plomb isolés qui, se dirigeant en dedans et en arrière, ont traversé le muscle; deux d'entre eux sont restés dans son épaisseur.

L'estomac présente, lui aussi, des lésions intéressantes et étendues. Sur la face externe de sa paroi antérieure se trouve une zone large de deux travers de doigt, longue de trois, sur laquelle a porté le coup de feu ; elle siège à peu près sur le milieu de la paroi antérieure, à 2 centim. 1/2 de la petite courbure et à 6 centim. 1/2 de la grande.

Cette zone offre six pertes de substances, toutes ovalaires et allongées, dont la plus grosse a 1 centim. 1/2 de long et 8 millim. de large et la plus petite la grosseur d'une lentille ; quatre d'entre elles n'intéressent que la séreuse qui s'est déchirée et rétractée ; les deux autres intéressent aussi la musculeuse et une la muqueuse. Au-dessous de ces déchirures se trouvent 4 petits orifices isolés qui correspondent à des grains de plomb contenus dans l'épaisseur des parois stomacales. Pour se rendre un compte exact de la profondeur des lésions, on ouvre l'estomac au niveau de la petite courbure ; il contient une quantité de liquide insignifiante, un caillot de sang du volume d'une amande et une trentaine de grains de plomb déformés. Au niveau de la face interne de la paroi antérieure, on trouve une muqueuse déchirée et déchiquetée sur une étendue de 2 travers de doigt de long et 1 de large ; ces déchirures sont fort irrégulières et mettent en plusieurs points la musculeuse à nu ; à la périphérie de cette zone, à gauche, cette muqueuse est décollée sur une étendue d'un centimètre carré.

L'examen par transparence de cette paroi antérieure montre comment il se fait que les liquides stomacaux n'aient pu se répandre à l'extérieur, quoique toutes les tuniques stomacales fussent intéressées. Les lésions de la face externe et celles de la face interne ne siègent pas, en effet, sur le même point; l'obliquité du coup de feu a porté les lésions de la face interne beaucoup plus à gauche et en dehors, si bien que la partie droite des lésions de la muqueuse répond à la partie gauche des lésions de la séreuse. On ne trouve nulle part de perforation en droite ligne ; tous les trajets sont obliques.

En plusieurs points, les tuniques stomacales sont réduites, soit à la muqueuse seule, soit à la séreuse doublée d'une légère couche musculaire.

Les lésions de la paroi postérieure sont moins intéressantes; ici, en effet, elles se trouvent limitées à la muqueuse, qui présente trois petites déchirures faites par des grains de plomb isolés ; elles sont situées beaucoup plus à gauche et en haut que les lésions de la paroi antérieure. On ne trouve aucun grain de plomb dans les tuniques stomacales, aucune perforation complète de cette paroi.

La cavité abdominale ne contient aucun épanchement.

Observation XX. — Plaie par balle de revolver

M. Dartigues, interne des hôpitaux de Paris.

Individu s'étant tiré dans un but de suicide une balle de revolver de 8 millimètres au niveau de la région précordiale.

Au moment du coup de feu, il n'a ni perdu connaissance, ni rendu du sang soit par hémoptysie, soit par hématémèse. et l'hémorragie de la plaie de la paroi thoracique a été insignifiante.

Examiné par l'interne de garde, notre collègue Théohari, le malade n'a présenté aucun signe de pneumothorax.

La balle, faisant saillie sous la peau de la paroi postérieure du thorax, fut extraite.

Le malade, entré dans notre service à minuit, a commencé à 2 heures du matin à vomir un peu de sang, puis il a eu quatre hématémèses très abondantes, accompagnées des signes coutumiers de toute hémorragie profuse : facies très pâle, sueurs, lipothymies, pouls incomptable, etc.

Le peu de dyspnée accusée par le malade, ainsi que les caractères du sang rendu (couleur noire, caillots et mucosités glaireuses) et la façon dont il a été rejeté, nous ont fait pencher en faveur de l'hématémèse plutôt que de l'hémoptysie ; constatés également l'absence d'épanchement pleural net et des signes de pneumothorax ; remarqués les rapports d'entrée et de sortie de la balle. Nous avons fait le diagnostic de perforation de l'estomac dans la région du cardia avec traversée de la cavité pleurale sans lésion du poumon, grâce à une cavité cloisonnée par des adhérences.

En effet, le sujet étant mort le lendemain matin, après une dernière hématémèse, mais sans avoir eu de mélœna, l'autopsie nous a montré que la balle avait suivi le trajet suivant :

Entrée au niveau du cinquième espace intercostal gauche, à quatre centimètres du bord correspondant du sternum, elle a épargné le péricarde, traversé une cavité pleurale cloisonnée par des fausses membranes, comprises entre la base du poumon gauche et la face convexe du diaphragme, puis perforé ce muscle au niveau de l'union de la foliole moyenne et de la foliole gauche du centre phrénique, traversé la languette hépatique du lobe gauche du foie qui recouvre l'estomac perforé, ensuite l'estomac de part en part, à trois centimètres environ du cardia, puis enfin traversé de nouveau le diaphragme et le cul-de-sac costo-diaphragmatique cloisonné, pour ressortir en arrière au niveau du dernier espace intercostal gauche, à deux centimètres de la colonne vertébrale.

Il n'y avait ni sang liquide ou coagulé dans la cavité abdominale, seulement un épanchement noir verdâtre provenant de l'estomac perforé, ni adhérences de l'estomac avec les organes voisins. Le poumon gauche était fortement congestionné à sa base et le foie présentait une coloration olivâtre à sa surface.

La balle, à laquelle le malade avait pratiqué plusieurs rayures à la lime afin, disait-il, que le coup fût plus sûrement mortel, a donc suivi un chemin oblique en bas et en arrière, intéressant deux espaces intercostaux, le cinquième et le onzième, le diaphragme, une cavité pleurale cloisonnée, l'estomac et le foie, épargnant le poumon, confirmant ainsi presque complètement notre diagnostic.

L'intervention par laparotomie vint naturellement à la pensée, mais on y renonça, jugeant la lésion stomacale trop haute et le malade trop bas pour supporter une opération après des hématémèses aussi considérables.

Observation XXI. — Plaie par coup de lance.

Chevreau (Rec. Méd. et Pharm. milit., in thèse Delahousse, 1883).

Un soldat de 29 ans dansait lorsqu'il fut pris subitement de coliques et d'étranglement interne. Mort 2 jours après.

Depuis 5 ans, cet homme avait des crises douloureuses dans le côté gauche. A cette époque, il était dragon et avait reçu un coup de lance entre la 6e et la 7e côte gauche.

Autopsie. — 15 pouces de côlon dans la plaie. Epiploon adhérent à l'anneau dont les dimensions sont de 7 à 8 lignes.

Si nous résumons ces 21 observations nous serons effrayés du résultat.

21 blessés présentant des plaies thoraco-abdominales, résultant la plupart de coups de couteau, plusieurs par armes à feu...

Le traitement a été à peu près nul et le maximum de l'intervention a été la résection simple de l'épiploon hernié et la suture de la plaie. Mais aucun débridement n'a été fait, aucune tentative de thoracotomie, ni de laparotomie.

Voyons le résultat :

Des 21 blessés, *16 sont morts* : Les uns, quelques jours après la blessure, soit d'hémorragie, soit avec lésions viscérales et infection. Les autres, guéris en apparence, traînent une vie misérable pendant des mois, quelques-uns, des années, souffrant toutes sortes de maux jusqu'au jour où leur inévitable hernie diaphragmatique s'étranglant met un terme au cours de leur existence.

16 morts sur 21 blessés ! Que sont devenus les 5 autres? Ils sont guéris, ou plutôt ils ont quitté l'hôpital, guéris en apparence. Deux n'ont pas été revus. — Trois sont revenus un an ou 15 mois après et ils avaient tous les symptômes d'une hernie diaphragmatique.

Triste statistique ! misérable traitement que celui qui donne une telle liste d'insuccès.

Mais du moins maintenant nous savons, et c'est une des conclusions de Lapalle dans sa thèse (1), que la hernie est inévitable, fatale, inéluctable, après la blessure du côté gauche du diaphragme, et que la hernie diaphragmatique c'est la mort tôt ou tard !

(1) Lapalle. Les plaies du diaphragme de voie thoracique. Thèse de Bordeaux, 1896.

Nous croyons avoir assez insisté, pour prouver que l'abstention ne suffit pas dans le traitement des plaies thoraco-abdominales, voyons une page plus consolante, plus chirurgicale. Il faut opérer. Comment l'a-t-on fait jusqu'ici ?

Observation XXII. — Plaie par arme à feu du 7e espace inter-. stal. — Laparotomie, rien à l'abdomen. — Péricardite et aeumonie. — Guérison.

Pierre Delbet. — Société anat. Février 1892.

Suzanne P..., âgée de 32 ans, se tira un coup de révolver de petit calibre dans le 7e espace intercostal, le 16 janvier 1892, vers 11 h. 1/2 du matin. Je la vois pour la première fois à la Charité, salle Gosselin, le soir à 4 h. 1/2 — Je suis frappé tout de suite par son état général. La face est pâle, les traits sont tirés, le regard anxieux ; il existe un mélange de prostration et d'excitation ; plaintes incessantes ; on a tout de suite l'impression qu'il s'agit d'une lésion grave, d'une plaie pénétrante.

L'orifice de pénétration est dans le 7e espace, un peu en dehors de la ligne mamillaire. L'auscultation du cœur et du poumon ne révèle aucune altération des appareils cardio-péricardiques ou pleuro-pulmonaires. Du côté de l'abdomen, il n'y a pas de ballonnement, pas de sensibilité, mais une sonorité tympanique très exagérée. Le pouls est petit et rapide. Je demande si la malade a vomi ; on me répond affirmativement et on me présente un bassin, dans lequel je vois, nageant dans un liquide jaune clair, une dizaine de petits caillots noirâtres. Je pensai qu'il s'agissait d'une plaie de l'estomac ; la température était à 38 ; je fis immédiatement l'opération avec l'aide de mes amis Rochard et Cazin.

Incision sur la ligne blanche, de l'ombilic à l'appendice xyphoïde. — De l'ouverture du ventre il ne s'échappe ni gaz, ni sang, ni matière — l'aspect du péritoine est normal. L'estomac ne présente aucune altération sur sa face antérieure. Le côlon transverse est sain. J'introduis ma main dans l'abdomen et je cherche à sentir par la face interne l'orifice de la balle. J'arrive facilement au point correspondant à l'orifice d'entrée, mais je ne sens rien aux alentours, je prends alors le parti de fermer l'abdomen sans dérouler l'intestin grêle.

Le lendemain et le surlendemain, la température s'élève à 39° le soir. Matité et souffle intense dans la poitrine. Péricardite intense et pneumonie s'accompagnant d'un petit épanchement pleural.

Cette malade est guérie sans avoir présenté aucun trouble du côté de l'abdomen.

Ceci prouve que les signes en apparence les plus décisifs (tympanisme, hématémèse) peuvent exister sans plaie de l'estomac. Il est probable que dans les faits favorables à l'abstention il s'est glissé un certain nombre de cas de ce genre où des crachats sanglants déglutis, puis vomis, en ont imposé pour de l'hématémèse.

Nous n'avons cité cette observation que pour montrer que quand on croit absolument à une plaie thoraco-abdominale, on peut se tromper, mais que, même dans le doute, il vaut mieux opérer dans l'intérêt bien compris du malade.

Voici maintenant une observation très intéressante et qui nous sert de transition :

Observation XXIII. — Coups de couteau dans le thorax. — Pas d'intervention. — Hernie diaphragmatique étranglée. — Pleurésie. — Résection tardive (2 mois après) de la 7e côte. — Mort sous le chloroforme.

Bergmann (*St-Petersburg med. Wochenschr.* 1896, n° 48, p. 417).

Un homme de 29 ans reçoit, au cours d'une rixe, quatre coups de couteau dans le thorax ; une de ces plaies, située à cinq travers de doigt au-dessous de la pointe de l'omoplate gauche, est entourée d'un emphysème sous-cutané indiquant que la plaie est pénétrante. En l'absence d'une hémorragie ou de symptômes pulmonaires inquiétants, *on n'intervient pas activement* et le malade semble guéri complètement, sans fièvre, ni complications.

Deux mois après, pendant un effort, le malade éprouve brusquement une douleur violente à l'abdomen et dans le thorax. Il est pris sur-le-champ de vomissements. Il reste à la maison et prend une bonne tasse d'huile de ricin qui ne produit aucun effet. 24 heures après, le malade se rend à l'hôpital et on diagnostique une hernie diaphragmatique étranglée, en s'appuyant sur l'existence d'une obstruction intestinale depuis 48 heures, sur la présence d'un épanchement dans la plèvre gauche et sur les antécédents du malade (plaie du thorax ayant pu intéresser le diaphragme). Le malade n'a consenti à l'opération qu'au bout de 24 heures et succombe *sous le chloroforme* au moment où, après la résection de la 7e côte gauche, on ouvrait la plèvre, qui contenait près d'un litre de liquide séro-sanguinolent.

Autopsie. — *A l'autopsie*, on trouve dans la moitié gauche du diaphragme un trou de 8 centimètres de diamètre, à travers lequel a passé presque tout l'estomac. A la périphérie de l'orifice, il existait des adhérences entre la séreuse stomacale et le péritoine diaphragmatique.

Ainsi, en l'absence d'hémorragie et de symptômes inquiétants on n'intervient pas. Le malade guérit.

Mais il arrive bientôt, 2 mois après, ce qui était fatal : une hernie diaphragmatique et, comme presque toujours aussi, elle s'étrangle.

Le malade se tue en refusant l'intervention; en effet, quand il se décide, il est trop tard, il est affaibli au dernier point et sa plèvre infectée contient près d'un litre de liquide.

Cet homme serait très probablement vivant encore si on était intervenu dès le premier jour de l'accident ou au moins dès le premier jour de l'étranglement herniaire.

En voici un autre dont l'histoire se rapproche de la précédente :

Observation XXIV. — Coup de couteau. — Suture de la paroi. — 6 heures après, hernie. — Résection costale. — Laparotomie. — Perforation stomacale. — Mort.

Borsuck (*Centralblatt. f. Chirurgie*, 1893, p. 764).

Un homme de 22 ans reçoit un coup de couteau du côté gauche. Suture de la plaie cutanée. Au bout de 6 heures, on constate sur la ligne mammaire, au niveau de la 8e et de la 10e côte, une tumeur élastique du volume du poing sous la plaie suturée. La suture enlevée et la place nettoyée, on trouve l'épiploon.

Résection de 6 à 7 centim., de la 9e et de la 10e côte qui permet de reconnaître avec le doigt l'ouverture du diaphragme. Il se produit alors une hémorragie profuse qui nécessite la *laparotomie* en dehors du muscle droit et permet de reconnaître une plaie saignante de 4 à 5 centim. à la paroi antérieure de l'estomac. Suture de la plaie stomacale et de la plaie diaphragmatique. Mort au bout de dix heures.

Mais ici ce n'est plus une hernie, c'est une perforation stomacale laissée 6 heures ouverte et l'opération arrive 6 heures trop tard !

Observation XXV. — Coup de couteau. — 8 ans après, étranglement herniaire. — Laparotomie, on ne trouve rien. — Mort. — Autopsie. — Volumineuse hernie diaphragmatique.

Blum et Ombredanne (*Arch. gén. de méd*, janvier 1896).

Un homme de 28 ans a reçu, *il y a 8 ans*, 4 coups de couteau dont un dans l'hypocondre gauche. Guérison rapide sans opération.

Il entre salle Velpeau le 21 juin 1895 à 5 h. du matin, présentant tous les signes d'un étranglement herniaire.

La partie sus-ombilicale de l'abdomen était distendue, on percevait le clapotement bien au-dessous de l'ombilic. A gauche, la sonorité tympanique de l'estomac semblait remonter très haut et aller se confondre avec la sonorité du poumon gauche.

Immédiatement laparotomie médiane sus-ombilicale. Estomac énorme. Des brides épiploïques de la région pylorique sont rompues.

Bien que l'existence de ces brides eût pu expliquer l'obstruction, mis en éveil par leur peu de résistance, nous explorons l'intestin aplani *sans trouver d'autre obstacle*. Le ventre est refermé.

Les signes d'obstruction persistent; le malade meurt trois jours après.

Autopsie. — C'est en dévidant l'intestin qu'on le voit s'engager dans une boutonnière diaphragmatique représentant l'anneau de la hernie. Cet anneau est situé à côté de la foliole gauche du diaphragme ; il est petit et admettrait à peine le pouce. La hernie est *volumineuse* et remonte jusqu'au 4e espace intercostal.

Il y a plus de 1 m. 40 d'intestin hernié et un peu d'épiploon.

Voilà un cas malheureux et qui prouve l'insuffisance de la laparotomie.— Les cas suivants vont nous en montrer les difficultés.

Observation XXVI. — Plaie pénétrante du diaphragme guérie par laparotomie.

Schoenwerth (*Munch. med. Woch.* 1895, n° 35, p. 815).

Garçon de 20 ans qui, complètement ivre, reçoit, au cours d'une rixe, un coup de couteau dans le côté gauche du thorax. Il se rend à pied chez un médecin qui fait un pansement d'urgence et dirige le blessé à l'hôpital.

Là, on trouve sur le côté gauche du thorax, entre la 9e et la 10e côte, au niveau de la ligne axillaire postérieure, une plaie oblique longue de trois centimètres et complètement obstruée par de l'épiploon qui pend au dehors, sur une longueur de 3 centimètres. L'exploration très rapide montra l'existence d'un pneumothorax, Pas de trace de collapsus, sauf un peu de pâleur de la face.

On pouvait donc affirmer dans ces conditions l'existence d'une plaie de la plèvre, du diaphragme et de la cavité abdominale et, dans ces conditions, il ne restait plus qu'à faire la laparotomie.

Celle-ci fut faite, non pas sur la ligne médiane, mais le long du rebord des fausses côtes gauches, par une incision longue de 20 centimètres et passant à un travers de doigt au-dessous.

La cavité abdominale une fois ouverte et *les intestins dévidés* et inspectés, on a pu constater l'intégrité des viscères et l'existence d'une hernie du grand épiploon à travers une plaie du diaphragme.

Après résection de la portion qui pendait à travers la plaie extérieure, l'épiploon fut réintégré et la plaie du diaphragme fermée par cinq sutures au catgut, sans grandes difficultés. *L'intestin fut ensuite replacé* dans l'abdomen et la plaie de la laparotomie suturée de la façon habituelle. Le malade guérit sans complications.

Observation XXVII. — **Plaie pénétrante de la partie inférieure du thorax par balle de revolver. — Perforation du diaphragme, du grand cul-de-sac de l'estomac et du rein gauche.**

Glantenay et Lardennois.

Voici l'histoire du malade dont nous présentons les pièces à la Société anatomique.

Le dimanche 31 juillet, le sieur P..., un vigoureux jeune homme de 26 ans, après s'être enivré avec de l'absinthe, prend la résolution de se suicider et se tire trois coups de revolver dans la région cardiaque. Deux des balles n'ont laissé aucune trace, une seule a pénétré.

On amène le blessé à l'hôpital Broussais, le 1er août, à 1 heure du matin. L'interne de garde constate l'existence d'une plaie pénétrante de poitrine, au niveau de la partie antérieure du 7e espace intercostal gauche, à trois travers de doigt de la ligne médiane.

Après quelques recherches, il retrouve le projectile en arrière, sous la peau, à la partie supérieure de la région lombaire. La balle est placée transversalement, à trois travers de doigt de la ligne des apophyses épineuses; elle est mobile, roulant sous le doigt, ne paraissant pas déformée.

Le malade est très excité et agité, proférant des paroles incohérentes, sous l'influence de l'ivresse, on ne peut avoir de lui aucun renseignement. La respiration n'est pas gênée, le ventre est normal, la sensibilité à la palpation n'est pas plus marquée du côté gauche. Il n'y a pas eu de vomissements, température 36°8, pouls

110. L'interne de garde se demande si la balle a perforé le thorax et l'abdomen de part en part, ou s'il y a eu seulement trajet circonférentiel autour d'une côte ; il croit pouvoir remettre l'intervention à la première heure de la matinée et il prescrit une piqûre de morphine. Par suite d'un malentendu, le chirurgien de garde n'est pas prévenu et le malade n'est examiné que le lendemain par M. le Dr GLANTENAY, chirurgien chargé du service pendant les vacances.

Examen. — Il est dix heures et demie du matin et l'accident a eu lieu un peu avant minuit. A ce moment, le blessé vient d'avoir un vomissement très abondant.

Il a rejeté en quantité un liquide sale et mêlé de filaments noirâtres, mais pas de sang reconnaissable. Il a uriné, mais n'a pas eu d'hématurie. Pas d'évacuation alvine. Le malade paraît cette fois déprimé. Son visage est contracté, il se plaint de souffrir dans l'hypochondre gauche au moindre mouvement, la respiration est légèrement accélérée et douloureuse.

Le ventre n'est pas ballonné, ni à vrai dire contracté ; à la percussion la sonorité semble normale, mais la pression profonde est pénible et douloureuse dans toute la portion gauche de l'abdomen. La température est à 37° 4, le pouls est à 120, mais il est assez ferme, bien que rapide.

On examine l'orifice d'entrée de la balle qui a dû léser le 7e cartilage costal, douloureux à la moindre pression. En arrière, dans la région lombaire, on sent le projectile placé sous la peau : son grand axe est parallèle à l'axe des côtes ; c'est cette sensation qui avait fait croire d'abord à un trajet circonférentiel autour du thorax, trajet circonférentiel que suivent souvent les balles de révolver de petit calibre.

Étant données la sensibilité de la région abdominale et la rapidité du pouls, on décide de pratiquer une laparotomie exploratrice.

Opération. — Le malade étant endormi au chloroforme, on commence par extraire la balle et on la voit non déformée, couchée sous la peau. Elle a dû subir quelque ricochet, car sa direction est changée et elle présente sa base en avant. C'est une balle de très petit calibre. On essaie avec un stylet de trouver quelque indication sur le trajet effectué, mais c'est en vain. On retourne donc le malade sur le dos pour pratiquer la laparotomie.

L'incison médiane sus-ombilicale montre la cavité abdominale absolument remplie d'un liquide sanguinolent qu'il est très difficile d'assécher et qui rend l'exploration plus malaisée. Une sonde cannelée, placée dans l'orifice d'entrée du projectile, ne peut donner aucun renseignement. On examine alors successivement le côlon transverse et le lobe gauche du foie.

L'estomac est sorti du ventre afin qu'on puisse l'explorer plus facilement. On n'aperçoit rien à sa surface. On agrandit la première incision et on la prolonge à droite pour pouvoir pincer entre les doigts et examiner les vaisseaux du petit épiploon.

Ces *explorations ne donnent aucun résultat.* Le malade est très affaibli, il faut se presser; comme le liquide épongé ne semble pas se reproduire, on se hâte de refermer, en laissant des tampons de gaze enfoncés sous le foie et contre la rate.

Après l'opération, on injecte 500 grammes de sérum.

Mais le pouls est toujours rapide, la température monte le soir à 38° 4.

Malgré la caféine et l'éther, le malade s'affaiblit de plus en plus, et *il meurt* dans la nuit à une heure du matin.

Autopsie. — L'autopsie montre le trajet de la balle qui, passant dans le 7e espace intercostal, a fracturé le cartilage réunissant la 8e côte à la 7e.

Une esquille a été enlevée que l'on retrouve dans le sinus costo-diaphragmatique. Il existe un hématome assez considérable dans le médiastin antérieur, en avant du péricarde, entre les deux plèvres. L'hémorragie a été causée probablement par la lésion d'une des branches terminales de la mammaire interne. Les plèvres et le péricarde refoulés en arrière sont restés indemnes. Le projectile a traversé *l'insertion diaphragmatique* au niveau de l'extrémité antérieure de la 8e côte et il est entré ainsi dans la portion « thoracique » de l'abdomen. L'*estomac* est perforé de part en part à l'union du grand cul-de-sac et du corps de l'organe. Les orifices de perforation sont très étroits. Celui de la face postérieure est visible seulement lorsque l'estomac est tiré au dehors et ses tuniques sont tendues fortement.

En arrière de l'estomac, on trouve la loge rénale infiltrée de sang et remplie de caillots, c'est là certainement l'origine de l'hémorragie constatée lors de la laparotomie.

On dégage le *rein* qui montre une perforation de la partie moyenne de sa face antérieure. La balle est sortie tout près du hile pour se loger dans la paroi postérieure, sous la peau des lombes. Le rein a donc été traversé de part en part, mais, chose curieuse, bien que la balle ait passé tout près du hile, aucun de ses vaisseaux n'a été atteint.

Réflexions. — Les perforations du rein par balle de révolver sont assez rares; chez notre malade, il n'y avait ni hématurie, ni aucun autre symptôme pouvant faire penser à une lésion de cet organe. — Dans les premières heures on avait même pu songer à un trajet circonférentiel du projectile autour du thorax. Nous insistons aussi sur la *grande difficulté de l'exploration des lésions viscérales en pareil cas, lorsque le projectile est de petit calibre et la cavité péritonéale inondée de sang.*

En rapportant cette observation, nous croyons apporter une contribution utile à l'étude des plaies pénétrantes de la portion thoracique de l'abdomen.

Observation XXVIII. — Plaie par coup de couteau.

Walther (Société de chirurgie, 16 mars 1892).

Un homme reçut un coup de couteau qui fit une section du 8e cartilage costal avec plaie des deux espaces intercostaux voisins. Cet homme put saisir son agresseur et le conduire au poste. C'est là qu'il s'aperçut que quelque chose sortait de sa plaie. Six heures après l'accident, la plaie fut agrandie, explorée. L'épiploon fut réséqué; après qu'on eut constaté une plaie d'artère épiploïque, une grande partie de l'estomac put être attirée au dehors et examinée. Il n'y avait pas de lésion.

Les lèvres de la plaie diaphragmatique furent suturées aux lèvres de l'incision de la paroi thoracique par des points en capiton.

La paroi fut ensuite réunie, puis les couches superficielles.

Le résultat fut excellent.

Cette observation est importante par ce fait que la suture de la plaie diaphragmatique à la plaie thoracique la transforme en véritable ouverture abdominale. Nous verrons que la chose n'est pas toujours possible.

Postempski, le 24 février 1889, dans une communication à l'Académie de médecine de Rome, insista sur le traitement rationnel des plaies thoraco-abdominales par la voie transpleurale.

Voici comment s'exprime le chirurgien italien :

« L'année passée, j'ai présenté à cette Académie un procédé opératoire applicable au traitement chirurgical de la hernie traumatique du diaphragme.

« Comme j'ai déjà eu l'occasion de le dire, le traitement consiste à attaquer le diaphragme, soit pour réduire la hernie, soit pour suturer la plaie, qui peut immédiatement ou qui pourra donner passage à la hernie, non plus par la voie abdominale, comme cela a déjà été fait, mais par la *voie thoracique*.

« — Nous formons un lambeau dans la paroi thoracique, dans le point correspondant à la lésion. Ce lambeau comprend des parties molles et des parties osseuses. On ne fait pas la résection des côtes, mais simplement leur section osseuse, chacune d'elles étant sectionnée en deux points, de manière à permettre de relever le lambeau.

« Pour réappliquer le lambeau, si on a été obligé de sectionner plusieurs côtes, il est bon d'en faire la suture. S'il n'y en a qu'une ou deux d'ostéotomisées, la suture des parties molles suffit.

« Nous avons eu l'occasion, il y a trois semaines, d'opérer un malade atteint de plaie du 11e espace intercostal gauche avec hernie épiploïque consécutive à une plaie du diaphragme ; nous avons employé le procédé ci-dessus décrit.

« Résection de l'épiploon sur une longueur de 10 centimètres, réduction du pédicule, suture de la plaie du diaphragme à la soie n° 0. Toilette de la cavité pleurale: pansement sans drainage. La guérison est complète ; nous ne trouvons rien d'anormal du côté de la plèvre ou du poumon. Notons seulement dans le point correspondant à l'incision une zone très légère de submatité due probablement à une légère pleurésie, mais sans épanchement.

« Je désire plus spécialement attirer l'attention sur le pneumothorax qui s'est produit après que l'épiploon hernié fut réduit. Ce pneumothorax gauche n'a aucune influence fâcheuse sur le cœur. Consécutivement il y eut un emphysème de la portion gauche du thorax, mais la disparition *ne tarda pas à se faire* et le poumon est actuellement dilaté de nouveau et d'une forme normale. »

Le 22 juin de l'année suivante, Postempski communiquait encore à l'Académie de médecine de Rome :

« P. G...., 28 ans, est le septième cas de plaie du diaphragme opéré par mon procédé.

« De ces 7 cas, trois m'appartiennent, les autres ont été opérés par Manara, Ricolfi et Nicola. Tous ont guéri ; le cas actuel est intéressant par les dimensions considérables de la plaie diaphragmatique et une hernie pleurale très volumineuse.

« L'opération eut lieu 9 heures après l'accident.

« La plaie thoracique était dans le 9e espace intercostal gauche. Dans ce cas, le pneumothorax ne se produisit pas sur les nombreuses adhérences pleurales persistantes.

« C'est la 8e côte qui a été sectionnée pour le lambeau ostéo-musculaire.

Observation XXIX. — Coup de couteau dans le 9e espace intercostal gauche. — Hernie épiploïque consécutive. — Laparotomie qui ne permet pas de voir la plaie du diaphragme. — Résection costale et suture du diaphragme. — Mort.

Nicolas Repetto (*loc. cit.*, p. 66).

Homme de 43 ans qui reçoit un coup de couteau, au niveau du 9e espace intercostal gauche, le 29 mai 1893.

Conduit à l'hopital 4 heures après l'accident; à 8h. le malade est dans une anxiété extrême, abdomen tendu, vomissements fréquents. La plaie renferme de l'épiploon. L'intervention est décidée.

On résèque d'abord l'épiploon, puis on fait la laparotomie pour réduire l'épiploon et suturer la plaie du diaphragme. Incision de 8 centimètres, parallèle au rebord costal gauche. On examine le côlon transverse et une partie de l'intestin grêle. On essaye de découvrir la plaie du diaphragme, *mais en vain*. Suture du péritoine. Suture de la paroi. Sans perdre de temps, on résèque la 9e côte. On réduit l'épiploon et on suture la plaie du diaphragme, avec 5 points séparés à la soie. Suture de la plèvre pariétale et de la peau thoracique. Pansement.

Mort le jour même.

Observation XXX. — Plaie pénétrante du thorax par coup de couteau. — Plaie du diaphragme, de l'estomac, du poumon. — Hernie de l'estomac dans le thorax. — Résection de deux côtes. — Suture des plaies. — Réduction de la hernie — Mort.

Severeanu (Congrès de chirurgie, 1893).

La femme Florea J..., 48 ans, ménagère, présente une plaie par coup de couteau au niveau de la 6e côte, au niveau de l'aisselle, et entre à l'hôpital le 5 décembre.

La plaie mesure une longueur de 5 à 6 centim. Outre les douleurs que la malade accuse, il y a de la dyspnée, de la matité à ce niveau et une hémorragie abondante. Le lendemain, on constate une hémorragie abondante dans la cavité pleurale et la section complète de la 6e côte.

Intervention. — Le doigt introduit entre les fragments fait sortir le liquide et des feuilles de choux d'une odeur fétide. On résèque la 6e côte. A la suite, on observe dans la cavité pleurale des betteraves, des choux, des morceaux de concombre et d'autres matières alimentaires. Le lobe inférieur du poumon est traversé de part en part d'une plaie tranchante longue de 6 cent. Suture des deux faces du poumon avec du catgut n° 1. Le poumon ne fonctionne plus.

L'estomac préalablement lavé à l'acide borique, on procède à sa suture, en se servant de catgut, puis on réduit.

Plaie du diaphragme de 7 cent. de long.

Suture de la plaie. Drainage de la cavité. Suture de la peau.

Une heure après l'opération, affaiblissement considérable. Mort trois heures après.

Observation XXXI. — Plaie par instrument tranchant. — Guérison.

Amante (*Riforma med.*, 1893).

Plaie par instrument tranchant dans le 8e espace intercostal gauche; l'épiploon et l'intestin font hernie. Résection costale; les viscères abdominaux sont réduits. Une plaie stomacale est suturée par le thorax. Suture du diaphragme. Guérison.

Observation XXXII. — Plaie pénétrante. — Suture du diaphragme à la paroi. — Guérison.

Frey (*Wiener klinische Wochens.*, 1893).

Un étudiant reçoit un coup de sabre dans le 8e espace intercostal gauche.

La plaie pénétrante a 24 cm. de long. Le diaphragme est ouvert sur une longueur de 11 cent., sans hernie des intestins.

Le bord inférieur de la plaie diaphragmatique a fait saillie dans la plaie intercostale pendant les mouvements respiratoires.

Suture du diaphragme à la 8e côte, ce qui a pour effet de fermer la cavité pleurale et de faire aboutir la plaie inférieure dans la cavité abdominale. Guérison.

Observation XXXIII. — Coup de couteau. — Suture du diaphragme. — Guérison.

Schlatter (*Corresp. Blatt f. schweiz. Ærzte*, n° 22, p. 353, 15 juin 1895).

Homme de 29 ans, ayant reçu, pendant qu'il était sur le sol, un coup de couteau au côté gauche de la poitrine. Il put se traîner chez lui et, en se dévêtant, il s'aperçut que ses viscères faisaient une hernie de la grosseur du poing au dehors de la plaie:

Etat, 4 h. après. — Dans le 9e espace intercostal, au niveau de la ligne axillaire postérieure, plaie à bords nets de 4 cent. de long, par laquelle sort un fragment d'épiploon, gros comme trois doigts, long de 8 cent. et fortement enclavé dans l'orifice.

Pas d'hémorragie par la plaie, ni de crachements de sang.

Sonorité pulmonaire partout normale, 28 inspirations.

Désinfection de la plaie et de l'épiploon procident ; agrandissement de la plaie pour pouvoir réduire l'épiploon dans la cavité pleurale.

Avec le doigt, on sent que le diaphragme offre une plaie de 4 centim. de longueur à environ 4 travers de doigt de ses insertions thoraciques. Le segment d'épiploon put être réduit à travers la plaie diaphragmatique sans agrandir celle-ci, puis le diaphragme fut attiré vers la plaie thoracique qu'on agrandit; 6 points de suture à la soie furent appliqués en profitant des inspirations, seule phase respiratoire où les lèvres de la plaie diaphragmatique devenaient visibles.

La plaie costale et la plaie cutanée furent ensuite refermées de la même façon. Guérison apyrétique; réunion par première intention de la plaie pariétale.

Ce jour-là (9e), on note de la matité dans l'espace de 2 travers de doigt, au niveau de la région postéro-latérale inférieure gauche de la poitrine; pas de fièvre; 3 semaines plus tard, il ne restait pas trace d'épanchement pleural et le blessé quittait bientôt l'hôpital (R. S. M. XXXVII, 245; XLI, 654, et XLIII, 233).

Observation XXXIV. — Plaie pénétrante de la poitrine et de l'abdomen avec issue du grand épiploon à travers la paroi thoracique. — Intervention d'urgence, thoracoplastie. — Guérison sans incident.

Henry Girard, méd. de marine (1).

Le 7 août 1898, à 9 heures du matin, était évacué sur l'hôpital principal de la Marine, à Toulon, le nommé S... Joseph, vingt-huit ans, blessé dans la matinée, au cours d'une rixe, dans le quartier réservé.

Cet homme était porteur de deux plaies : l'une siégant sur la partie inférieure et antéro-latérale de l'hémithorax gauche, l'autre au niveau de la région lombaire gauche. L'arme ayant déterminé ces lésions était un couteau à lame fixe, triangulaire, longue de 20 centimètres et couverte de souillures.

Le premier coup porté avec cet instrument avait atteint la poitrine, tandis que le blessé, en état d'expiration forcée et arc-bouté contre un mur pour résister à son agresseur, lui présentait le flanc gauche. Le deuxième avait été dirigé sur les lombes, au moment où, sous l'effet de la première violence, il s'abattait en tournoyant sur le côté droit.

A l'entrée, on constate : teinte violacée de la face et de la partie su-supérieure du tronc, anxiété extrême, vertiges, tendances à la syncope, dyspnée intense, pouls lent, petit, dépressible, douleur vive au niveau de l'épaule gauche. A l'exploration des lésions, on observe, au niveau du 7e espace intercostal gauche et dans une zone intermédiaire aux lignes mamellaire et pré-axillaire correspondantes, une plaie à bords nets, longue de 4 centimètres environ, ne suivant pas tout à fait l'inclinaison normale de l'espace, mais plus oblique en bas et en dedans, formant ainsi, avec la 8e côte qu'elle dépasse, un angle aigu ouvert en arrière. A travers cette plaie, fait issue une masse d'apparence graisseuse du volume du poing, étranglée et pédiculisée au point de sortie ; en l'étalant, on voit qu'elle est constituée par un fragment assez étendu du grand épiploon qui est venu faire hernie à travers la paroi thoracique, l'agent vulnérant ayant provoqué une lésion simultanée du thorax et de la voûte diaphragmatique.

(1) Peyrot, rapporteur (Société de chirurgie, séance du 6 février 1901).

Les signes physiques relevés du côté de la poitrine sont les suivants: déformation nulle, mais immobilisation de la paroi à gauche, absence de vibrations, sonorité tympanique, disparition du bruit respiratoire, résonnance métallique de la voix, pas de gargouillements, abaissement de la pointe du cœur.

Au niveau de la plaie, ni traumatopnée, ni emphysème sous-cutané; infiltration sanguine très limitée.

Pas d'hémoptysie lors de l'agression ; depuis, aucun crachat hémoptoïque.

Du côté de l'abdomen, aucun signe particulier. L'examen fait, on procède d'urgence à l'intervention.

Deux injections de caféine, chloroformisation; l'anesthésie se fait sans incident, malgré l'état asphyxique et les habitudes alcooliques du blessé.

L'épiploon étant rabattu vers la partie supérieure du thorax, nous pratiquons dans le 8ᵉ espace intercostal gauche une incision longue de 11 centimètres, débutant à 2 centimètres en dehors de la ligne mamillaire, débordant d'environ 3 centimètres en arrière de la ligne pré-axillaire et entamant les muscles du dos; deux petites incisions la complètent à chaque extrémité, pour faciliter les manœuvres ultérieures. Une seconde incision de 2 cent. 1/2, partant du milieu de la plaie primitive, réunit celle-ci, en croisant la 8ᵉ côte, au tracé de la première incision.

Dissection de deux petits lambeaux latéraux. Résection sous-périostée de la 8ᵉ côte, sur une étendue de 10 centimètres. On constate, que, sous la violence du coup porté, le bord supérieur de celle-ci ainsi qu'une partie de sa face postérieure ont été nettement entamés par le tranchant du couteau; deux incisions sur le lit de la côte, l'une longitudinale, l'autre courte et presque verticale, donnèrent accès, par une brèche assez large, dans la cavité pleurale, libérant le pédicule épiploïque; en même temps, il se fait des projections bruyantes d'air et la partie gauche du diaphragme est agitée de mouvements désordonnés. Le poumon gauche est complètement rétracté, la plèvre ne contient qu'une quantité insignifiante de sérosité à peine teintée de sang.

En se guidant sur l'épiploon, on arrive sur une plaie du diaphragme située à 3 travers de doigt environ du fond costo-diaphragmatique, longue de 3 centimètres et dont l'ouverture bride fortement l'épiploon. Le diaphragme étant saisi à l'aide de longues pinces, au voisinage de cette plaie, et immobilisé autant que possible, on agrandit, au ciseau courbe et sur le doigt servant de conducteur, la plaie diaphragmatique, on dégage et on étale l'épiploon, on place une ligature en chaîne en dessous de la partie étranglée, on résèque le fragment en dehors d'elle et, après attouchement léger au thermo-cautère, on réduit le moignon avec précaution.

Le diaphragme étant ensuite attiré vers la plaie thoracique, on l'adosse au voisinage de celle-ci, à la paroi interne, par une suture pleuro-pleurale, de façon à fermer la plèvre; ce temps s'exécute assez facilement ; la suture terminée, le jeu du diaphragme se régularise et aucun déplacement d'air ne se produit.

Le grand cul-de-sac de l'estomac est amené avec les doigts entre les lèvres de la plaie et exploré sur toute son étendue ; nulle plaie intéressant l'organe ou les vaisseaux.

Rien du côté du coude gauche du côlon,qui se trouve du reste éloigné du trajet suivi par l'instrument vulnérant.

Par contre, le tissu cellulaire séparant l'estomac de la rate a été divulsé ; on peut facilement examiner les 2/3 supérieurs de celle-ci et son pédicule ; légère éraillure sur sa face interne. On étanche le sang qui la baigne, puis, aucun suintement ne se produisant, on procède à la fermeture de la cavité abdominale, adossement successif des lèvres péritonéales et diaphragmatiques par des points en U. Réunion avec régularisation des divers lambeaux cellulaires, périostiques, musculaires, etc., de la paroi thoracique. Par-dessus suture de la peau, pansement compressif.

La plaie de la région lombaire gauche, à direction verticale, sur le trajet de la ligne passant par l'angle de l'omoplate et affleurant la crête iliaque, donne accès dans un décollement sous-cutané sans importance. Capitonnage et suture superficielle.

A noter qu'aucun lavage n'a été pratiqué dans la plèvre.

Dans la soirée, nulle réaction. Température 37 degrés. La dyspnée a cessé, la teinte asphyxique a disparu, le malade ne se plaint que de la gêne apportée par la compression du pansement. Pas d'emphysème sous-cutané. Ventre souple et indolore, sonorité normale dans l'hypocondre gauche.

8 août. — Temp. matin, 37° 10; temp. soir, 37° 4.

9 août. — Temp. matin, 36° 8 ; temp. soir, 37° 2.

10 août. — Temp. matin, 36° 6 ; temp. soir, 37° 1.

Etat général excellent, nulle complication du côté de la poitrine et de l'abdomen.

12 août. — Le pansement est défait, la réunion des plaies est opérée. Respiration faible, sonorité thoracique presque normale, aucune trace d'épanchement.

23 août. — Les fils de suture sont retirés.

25 août. — Temp. soir, 38° 7.

26 août. — Temp. matin, 38 degrés; temp. soir 37° 5. Au niveau de la plaie supérieure, formation d'un abcès du volume d'une noisette, résultant de l'infection provoquée par un fil profond; incision, lavage, pansement bichloruré.

27 août. — Temp. matin, 36° 2 ; temp. soir, 37 degrés.

29 août. — Temp. matin, 36 degrés.

Le 2 septembre, la cicatrisation étant complète, le malade est mis en exeat.

Au moment de son départ, voici les quelques particularités que nous relevons :

La pointe du cœur bat au niveau de la 5e côte, sur le trajet de la ligne mamillaire ; ni palpitations, ni douleurs dans la région précordiale.

Douleurs spontanées au niveau de l'épaule gauche, avec irradiations sur le trajet du médian et du radial. Point douloureux du scalène antérieur. Très légère submatité dans l'espace de Traube.

En arrière de l'hémithorax gauche, légère submatité dont la limite ne s'élève guère au-dessus de l'horizontale de la plaie. Vibrations normales. *Respiration normale.*

Douleurs à la pression, au-dessous du rebord des fausses côtes gauches.

Novembre. — Depuis sa sortie de l'hôpital, cet homme, qui a repris du service, n'a accusé aucun symptôme particulier ; néanmoins, il a été prévenu, en vue de sa libération prochaine, de se tenir en garde, pour l'avenir, contre toute manifestation qui pourrait révéler une déchirure diaphragmatique et une hernie, possibles avec la nature de la blessure et malgré l'heureuse issue de l'intervention.

Observation XXXV. — Plaie pénétrante par coup de couteau de la poitrine et de l'abdomen.

Auvray (1)

H..., trente ans, opéré d'urgence à l'hôpital Beaujon, le 15 avril 1900.

Il a reçu, à 9 heures du matin, le même jour, dans une querelle, un coup de couteau qui a pénétré dans le septième ou huitième espace intercostal gauche, sur la ligne axillaire prolongée. La plaie, à ce niveau, présente à peu près 2 cent. 1/2 de largeur. Le blessé ne s'est aperçu de la lésion que quelques instants après l'accident, en se déshabillant. Il n'a pas eu de syncope, il n'a ni craché, ni vomi le sang; il n'y a pas de sang dans les selles.

Amené à l'hôpital, son état général est bon, il a pu monter à pied dans la salle de l'hopital. Mais par la plaie thoracique, sort une portion d'épiploon longue de 10 centimètres environ. Elle est étranglée dans la plaie cutanée.

Il y a là une indication formelle à l'intervention: l'issue de l'épiploon s'est faite à travers une plaie du diaphragme et consécutivement à travers la plaie de la paroi. Je désinfecte d'abord soigneusement l'épiploon hernié et je le résèque. Puis je fais la laparotomie latérale pour aller saisir l'épiploon au niveau de la plaie du diaphragme et le ramener dans l'abdomen. J'exerce une assez forte traction pour dégager l'épiploon de la plaie diaphragmatique qui l'étrangle. A ce moment, l'air a dû pénétrer dans la poitrine, car j'ai entendu un bruit spécial, et je constatai le *pneumothorax* à la fin de l'opération; mais celle-ci n'en sera pas moins conduite à bien sans aucun incident du côté de l'anesthésie. (Je dois dire que j'avais constaté qu'il n'existait pas de pneumothorax avant l'opération.)

Faisant alors récliner la masse intestinale en dedans, je parviens, *non sans de très grandes difficultés*, à apercevoir la plaie du diaphragme, qui mesure 2 centimètres environ; mais *il faut la fermer, et là est la difficulté*. Je prolonge mon incision verticale de la paroi par la partie supérieure parallèlement au rebord costal, pour me donner du jour. Et malgré cela, *je crains, pendant quelques instants, de ne pouvoir suturer la plaie que je ne peux pas*

(1) Rochard, rapporteur (Société de chirurgie, 16 janvier 1901).

atteindre. Je songe alors à réséquer le rebord costal gauche, comme je l'ai proposé au Congrès de chirurgie (octobre 1899).

Mais pour ne rien faire d'inutile, je fais une deuxième tentative et je parviens à passer un fil de catgut de part et d'autre de la solution de continuité et à le nouer dans la profondeur à bout de doigt.

C'est la saillie formée par le rebord osseux saillant du thorax qui me gêne dans mes manœuvres.

Ceci fait, j'inspecte l'estomac, la rate, sans rien y constater d'anormal.

En inspectant le gros intestin, au voisinage de la position de l'épiploon que j'avais lié, je constate l'existence d'une plaie circulaire, des dimensions d'un gros pois, sur la face externe du côlon descendant. Je la ferme par deux plans de suture superposés. Sur la paroi opposée, existe une deuxième perforation, qui siège au voisinage du méso-côlon. Je l'oblitère par trois points de suture.

Les sutures ont été faites à la soie.

Je nettoie avec soin la région et je draine avec un gros drain entouré de gaze stérile, placé entre la paroi latérale gauche du côlon descendant et la paroi abdominale.

J'ajoute qu'il n'y avait pas de matières intestinales épanchées dans le péritoine et pas d'odeur fécale.

La paroi est fermée par trois plans de suture superposés.

L'opération avait *duré deux heures.*

Suites. — Le lendemain de l'opération, la température est montée à 38° 2, mais l'état général est bon, le pouls est plein, fort ; cependant il existe un peu de gêne respiratoire.

Pas de vomissements, pas de hoquet.

Le troisième jour, on enlève drain et gaze, rien d'anormal, on remplace par un tube plus petit comme calibre.

Il y a eu de l'élévation de température à 38°-38° 4. Le malade, qui a du pneumothorax, tousse, et on a été obligé d'appliquer des ventouses.

Peu à peu le calibre du drain est réduit ; mais, entre la peau et les muscles, il s'est développé un abcès qui est probablement dû à une infection d'origine cutanée. Le malade conserve pendant quelque temps une ulcération superficielle, mais pas au niveau du trajet du drain qui s'est rapidement fermé.

Auvray (1) a encore publié trois cas de plaies pénétrantes de l'espace de Traube. Ce sont des plaies thoraco-abdominales.

L'une d'elles, produite par un coup de couteau, s'est accompagnée de pneumothorax, de perforation du diaphragme et de la face antérieure de l'estomac.

La laparotomie, indiquée par l'état de contraction très marqué de la paroi abdominale, fut suivie de guérison, malgré l'épanchement prolongé du contenu stomacal dans le péritoine.

Les deux autres observations concernent des plaies par balles de révolver, intéressant la cavité thoracique, le diaphragme, le foie, l'estomac. Des hématémèses très abondantes constituaient dans les deux cas une indication formelle de la laparotomie. Les deux opérations furent suivies de mort.

Dans l'un des cas, la balle avait perforé la paroi antérieure de l'estomac et s'était arrêtée sur la paroi postérieure, en déchirant la muqueuse.

La mort est attribuable à l'épuisement du blessé par des hémorragies très abondantes et au *retard apporté à l'opération*.

Dans l'autre cas, la balle avait perforé de part en part l'estomac. La plaie de la *paroi postérieure fut inconnue à cause de son siège élevé* et le malade succomba à la continuation de l'hémorragie.

Auvray insiste sur la rareté des plaies de l'espace de Traube, qui ont été, en somme peu étudiées. Elles sont thoraco-abdominales, mais les accidents abdominaux lui paraissent beaucoup plus graves que ceux déterminés par

(1) Congrès de chirurgie, oct. 1899.

la pénétration thoracique. Le bord inférieur du poumon très mobile affleure en effet à peine la partie supérieure de l'espace de Traube et sera rarement intéressé par l'agent vulnérant.

En tout cas, le pneumothorax ne serait jamais une contre-indication à l'opération.

Poirier, Parlavecchio (deux cas), Impalomeni ont employé la voie thoracique pour aborder le diaphragme dans des cas complexes. Les résultats de ces interventions n'ont pas été publiés.

Voici maintenant le résumé de ces observations :

23 plaies thoraco-abdominales ont été traitées chirurgicalement.

Dans un cas, Nicolas Ripetto fait la laparotomie : il ne peut réduire la hernie diaphragmatique ; il fait la thoracotomie, il réduit très facilement. Le malade meurt pour une cause inconnue ; nous ne connaissons pas l'autopsie.

Dans les 22 cas qui restent, 8 fois on a fait la laparotomie, 14 fois la thoracotomie.

3 malades laparotomisés ont guéri, 5 ont succombé.

Et il suffit de lire les observations pour se rendre compte de toute la difficulté rencontrée ; nous y reviendrons.

Des 14 malades traités par voie transpleurale, 2 sont morts : l'un (Observ. XXIII) de hernie étranglée depuis 2 jours, la plaie étant infectée.

L'autre (Obs. XXX), c'est ce malade opéré par Severeanu et dans lequel l'estomac avait largement vidé tout son contenu dans la séreuse pleurale.

Les 12 autres malades ont guéri : dix avec suture du diaphragme aux bords de la plaie, deux avec suture phrénique et suture thoracique séparées.

CHAPITRE IV

Conduite à tenir dans les plaies thoraco-abdominales. Discussion.

Nous savons maintenant quelle a été la conduite tenue jusqu'ici par les chirurgiens en présence d'un malade atteint de plaie thoraco-abdominale. Nous avons vu les résultats de l'abstention :

21 blessés non opérés	16 morts. 3 hernies diaphragmatiques consécutives. 2 guérisons non revues.

et ceux de l'opération :

23 blessés opérés	8 morts. 15 guérisons.

Il n'y a donc plus d'hésitation possible, *il faut opérer* les plaies intéressant à la fois les séreuses pleurale et péritonéale. Et il faut les opérer *dans le plus bref délai possible.* Il n'est pas discutable que, quand un viscère est ouvert, quand une artère saigne, chaque minute perdue est une parcelle de vie qui s'en va. Il ne faut pas se laisser arrêter par le mauvais état général, il faut au contraire se hâter davantage. Le malade est mourant, demain il sera mort !

S'il en réchappe, nous avons vu qu'il n'est guéri qu'en apparence et qu'il mourra de hernie diaphragmatique étranglée.

La lecture des observations de malades opérés comporte encore un enseignement : c'est la difficulté qu'il y a parfois à opérer par le ventre.

Ce n'est certes pas d'aujourd'hui que l'on s'en est aperçu.

ISRAEL, surtout pour les kystes de la face supérieure du foie, avait conseillé de prendre la voie transpleurale.

C'est notre excellent maître SEGOND qui, le premier, a introduit cette méthode en France. Il préconisa l'incision traversant successivement la paroi thoracique, la cavité pleurale et le diaphragme, après avoir réséqué une ou plusieurs côtes pour se faire du jour.

En 1889, PERMAN, nous l'avons vu, conseille la thoracotomie temporaire en fer à cheval, puis POSTEMPSKI attire l'attention avec ses 7 cas de guérison.

SCHWARTZ et ROCHARD (1) dans de multiples expériences sur le chien à propos de la cure des hernies diaphragmatiques, montrent la facilité, et décrivent la méthode de cette nouvelle opération.

Et depuis, la voie transpleurale a été pratiquée par WALTHER, AMANTE, FREY, SEVEREANU, HOROCH, RIPETTO, SCHLATTER, GIRARD et d'autres chirurgiens.

C'est surtout au cours des laparotomies pour hernies diaphragmatiques que l'on s'est préoccupé de la difficulté d'opérer. On avait beau débrider largement l'anneau phrénique, la tumeur, en général très volumineuse, ayant envahi la plèvre, même en dehors de toute adhérence, ne rentrait pas dans la cavité abdominale. PERMAN (2) fait remarquer qu'une grande hernie diaphragma-

(1) *Revue de Chirurgie*, sept. 1892.

(2) Arsberættelse fran Sabatsberg sjukhus i Stockholm fœr 1889 ; Stockholm, 1890, p. 60.

tique étranglée ne peut être réduite par la laparotomie, car lorsqu'on tire sur l'intestin pour le ramener dans la cavité abdominale, la partie qui forme hernie ne peut rentrer, gonflée qu'elle est par les matières qu'elle contient.

PERMAN propose donc, par une incision en fer à cheval traversant toute la paroi thoracique avec résection temporaire des côtes, de faire un lambeau ayant sa base du côté du thorax et d'ouvrir ensuite ce lambeau. (C'est le procédé de POSTEMPSKI).

Une semblable opération, dit-il, est le seul moyen de sauver la vie d'un malade porteur d'une grande hernie diaphragmatique.

SCHŒNWERTH et RYDYGIER font remarquer toute la difficulté de l'opération par le ventre. La laparotomie doit être réservée aux cas où l'instrument vulnérant n'a abordé le diaphragme qu'après avoir passé par la cavité abdominale.

ALFRED NEUMANN (1) et KARL ABEL ont tenté eux aussi d'opérer par laparotomie; ils en ont vu la difficulté. — Ils n'ont pas pu terminer leur opération, même après 1 h. 40 minutes d'efforts.

ABEL (2) dit : « Si l'estomac est tellement volumineux qu'il ne puisse refranchir l'orifice diaphragmatique, il faut réséquer les côtes *pour ponctionner l'estomac*. »

LLOBET conseille et décrit la thoracotomie et ajoute que le pneumothorax n'a jamais donné d'accidents graves. Il rapporte un cas de cure radicale, fait avec succès en 1894 par la voie thoracique.

(1) Zur operativen Behandlung.
(2) *Berlin. klin. Woch.*, n° 4, p. 84; 22 janvier et n° 5, p. 144, 1894.

Bardenheuer (R. S. M, XV, 277) ne réussit pas non plus par laparotomie.

Les observations ne manquent pas. L'histoire du traitement des hernies diaphragmatiques en est pleine d'exemples.

Observation XXXVI

Neumann (*Jahresbericht Virchow*, 1889).

Un homme de 19 ans fut pris de vomissements et de douleurs au niveau du cardia. Sonorité tympanique sur la plus grande partie du poumon gauche ; la respiration était affaiblie, le cœur déplacé à droite ; on diagnostiqua : hernie diaphragmatique étranglée.

Laparotomie le 4e jour. Le grand épiploon et la plus grande partie de l'estomac manquaient, ils étaient engagés dans le diaphragme recouvert d'un sac épiploïque épais que l'on fendit avec précaution. *On débrida l'anneau en plusieurs points et on l'agrandit avec les doigts, sans pouvoir retirer la hernie.*

Mort le même soir.

Autopsie. — L'intestin se réduit facilement. La pression atmosphérique d'une part, la pression négative dans la cavité pleurale d'autre part ont été cause de l'irréductibilité pendant l'opération.

L'auteur regrette de ne pas avoir fait une ouverture à la cavité pleurale entre deux côtes supérieures.

Observation XXXVII

Neumann (*Hygiea*, 1888).

Un homme de 19 ans fut pris subitement de douleurs violentes à l'épigastre, avec vomissements et météorisme. Absence de garde-robes, vomissements fécaloïdes.

Laparotomie. — On constate qu'il ne reste dans l'abdomen qu'une partie de l'estomac du volume du poing. Le reste de ce viscère, avec le côlon et l'épiploon traversaient une ouverture située, en arrière du centre tendineux du diaphragme.

Impossibilité de réduire les organes herniés, malgré le débridement de l'anneau.

Mort le soir.

Autopsie. — A l'autopsie, la réduction devint faible après l'ouverture de la cavité pleurale.

OBSERVATION XXXVIII

GALASSI et FERRERI (*Sperimentale*, 1885, n° 3).

Une femme de 28 ans présente depuis deux jours une obstruction intestinale aiguë.

Laparotomie le 7e jour; *on ne trouve aucune trace d'étranglement.* Le côlon transverse n'est pas examiné. Mort le lendemain.

Autopsie. — On trouve le colon transverse dans la plèvre gauche et remontant jusqu'à la clavicule. Adhérences anciennes à l'anneau diaphragmatique.

OBSERVATION XXXIX

ABEL opère une femme de 83 ans qui a de l'obstruction intestinale. Résonnance tympanique dans le thorax à gauche. Déviation du cœur à droite.

Laparotomie. — Perforation du diaphragme et hernie de l'estomac, de l'intestin, du duodénum, de l'épiploon.

Impossibilité d'opérer utilement. Mort.

Si on parcourt de nouveau les observations contenues dans ce travail, on voit tous les chirurgiens se plaindre de la difficulté qu'il y a pour aborder le diaphragme par le ventre, difficulté due à la concavité surmontée par la saillie costale. On ne peut pas mettre les deux mains, et, les mettrait-on, que la masse intestinale vient tout masquer. Si on fait écarter les viscères, on n'a pas beaucoup plus de jour, on est très mal éclairé. Il ne reste plus qu'un moyen, c'est l'éviscération; c'est le moyen qu'a employé SCHŒNWERTH (Observation XXVI) et qui lui a réussi; mais on en conçoit tout le danger.

Enfin à supposer que l'on arrive facilement sur le diaphragme, que l'on puisse aisément découvrir sa plaie, il faut encore pouvoir réduire la hernie si elle existe, en tout cas suturer l'orifice.

C'est difficile et dangereux pour la réduction car l'intestin tiraillé peut se rompre ; c'est souvent impossible pour la suture diaphragmatique, bien plus difficile souvent que la suture du voile du palais au fond de la cavité buccale.

Si on mettait le malade dans la position verticale pour l'opérer, peut-être aurait-on plus de place, par suite de la chute des viscères vers la partie inférieure de l'abdomen ? C'est l'inverse de la position de Trendelenburg pour les opérations sur le bassin.

Nous avons fait des expériences sur le cadavre.

Oui, on a plus de place et même le diaphragme s'abaisse lui aussi. Mais outre qu'il est douteux que la situation verticale soit avantageuse pour l'administration du chloroforme, le chirurgien est très mal placé pour opérer ainsi de bas en haut, et il est toujours à peu près impossible d'aller suturer la convexité diaphragmatique à bout de doigt.

Pourquoi donc les chirurgiens hésitent-ils à opérer par le thorax?

En somme une des grandes objections à la voie transpleurale, ce qui fait que souvent on a hésité à la prendre, c'est la crainte du *pneumothorax*.

Or souvent, dans les plaies thoraco-abdominales, le pneumothorax existe déjà, surtout quand l'orifice est thoracique. S'il n'existe pas, c'est que l'épiploon hernié est venu obturer l'orifice, et c'est même pour éviter la pénétration de l'air que beaucoup de chirurgiens laissaient ce bouchon si commode. Il se formait des adhérences et si le malade ne mourait pas, quelquefois l'épiploon remplaçait ainsi la suture du diaphragme et de la paroi thoracique.

Le pneumothorax est-il donc tant à craindre ?

Dans toutes les observations où nous voyons sectionner et réduire l'épiploon, les chirurgiens constatent la formation d'un pneumothorax et, en général, le malade ne s'en porte pas plus mal.

«Le pneumothorax, dit Auvray, n'est pas une contre-indication à l'opération.»

Bazy (1) dit : « La plèvre saine peut être incisée sans inconvénients dans un but d'exploration. Et beaucoup de chirurgiens, avec Llobet, s'accordent à dire que le pneumothorax traumatique et le pneumothorax chirurgical ne sont pas dangereux. En général ils guérissent vite et n'ont pas d'autre inconvénient. Tuffier et Hallion, Quénu et Longuet ont cherché les moyens de supprimer le pneumothorax dans les opérations thoraciques : les premiers par respiration artificielle et insufflation au moyen d'un tube enfoncé dans le larynx et la trachée ; Quénu et Longuet par trachéotomie et augmentation de pression intra-bronchique.

Jusqu'à présent, ces moyens n'ont été employés et ne sont pratiques que chez les animaux. Chez l'homme, Segond conseille le moyen suivant (2) :

« Pour prévenir le pneumothorax, je me suis toujours

(1) Bazy, *Revue de chirurgie*, 1895.
(2) Segond, in Traité de chirurgie Duplay et Reclus, VII,

contenté de faire comprimer la paroi thoracique par la main d'un aide, placée à plat au-dessus de l'incision, pendant la traversée pleurale ; puis, le diaphragme une fois incisé (il s'agit de kystes hydatiques du foie), les lèvres de son incision doivent être éversées au dehors et maintenues dans cette position jusqu'au moment où la mise en place des sutures permet d'assurer définitivement le contact des feuillets pleuraux. »

SCHWARTZ et ROCHARD, dans leurs expériences sur les chiens, ont prouvé que le pneumothorax n'avait guère d'importance et ne gênait pas l'anesthésie.

BAZY, qui a défendu devant la Société de chirurgie l'innocuité du pneumothorax chirurgical, conseille simplement de le faire se produire lentement et de faire pendant ce temps cesser le chloroforme.

MM. QUÉNU et MICHAUX ne partagent pas cette opinion sur l'innocuité et préfèrent, comme l'a pratiqué WALTHER, l'adossement du diaphragme à la paroi thoracique. Nous verrons que cela n'est pas toujours possible.

Du reste, encore une fois, le plus souvent le pneumothorax existe déjà ou se produit à la réduction de la hernie, il n'y a donc pas à le faire entrer en ligne de compte.

En résumé, de tout ce que nous venons d'étudier, il résulte que le chirurgien devra opérer les malades atteints de plaie thoraco-abdominale et il le devra, tantôt par laparotomie, tantôt par thoracotomie.

Comment fixer une règle ?

Evidemment, la conduite varie suivant les différents cas. Cependant, nous croyons qu'il est une règle à peu près générale, c'est de *commencer par où le traumatisme a commencé.* C'est l'avis de Schœnwerth et de Lapalle, c'est également ce qui nous semble le plus rationnel.

Faire la thoracotomie si la blessure est thoracique. Ouvrir le ventre si la paroi abdominale a été la première atteinte.

On ne risque pas, ainsi, de faire une opération inutile et purement exploratrice, comme dans le cas relaté par M. Delbet. On se rend mieux compte des dégâts produits. On risque moins de laisser passer des lésions inaperçues. Il faut suivre la balle ou le couteau.

1° — Si l'on commence par la laparotomie, il faudra bien chercher à se rendre compte de toutes les lésions et, suivant que l'on aura affaire à une blessure par arme à feu ou par coup de couteau, faire ou non l'*éviscération.* Elle est inutile et dangereuse dans la plupart des plaies par coup de couteau, ainsi qu'il résulte d'une discussion à la Société de chirurgie (16 janvier 1901) entre MM. Rochard, Tuffier, Chaput. Dans le cas de plaie par arme à feu, il faudra, au contraire, examiner tout l'intestin. Pour voir s'il y a des plaies de la face postérieure de l'estomac, Auvray conseille, de parti pris, d'ouvrir l'arrière-cavité des épiploons, à travers l'épiploon gastro-colique.

Bien entendu, il faut visiter attentivement le foie, les reins, la rate. Nous ne pouvons ici insister davantage. Pour l'inspection de la face inférieure du diaphragme, nous avons répété combien elle est malaisée, aussi fait-on souvent la laparotomie par une incision au ras des côtes pour être plus près.

Auvray (*loc. cit.*) conseille, dans ce cas, pour se donner du jour, de recourir à une incision latérale gauche, parallèle au rebord du thorax, rejoignant l'incision verticale médiane et même, s'il est nécessaire, il consent à la résection du rebord costal gauche. La description qu'il donne de cette opération correspond, en tous points, à celle donnée par Monod et Vanverts pour aborder le foie.

« Mener une incision oblique sur le rebord costal gauche, laquelle rejoint, à la partie supérieure, l'incision verticale de la laparotomie; faire descendre cette incision oblique en-dessous de la 10e côte, tandis que, par la partie supérieure, elle remonte à l'appendice xyphoïde, libérer la face profonde du lambeau supérieur pour bien découvrir les 7e, 8e, 9e, 10e articulations chondrocostales; pratiquer à l'aide des ciseaux la section des cartilages et des organes remplissant l'espace intercostal.

« La section intéresse les 9e et 10e côtes au niveau des 9e et 10e articulations chondro-costales, le 8e cartilage costal, à 7 cent. en avant de la 8e articulation chondro-costale. Enfin faire sauter le pont cartilagineux qui unit le 8e cartilage au 7e, pour détacher complètement le volet thoracique.

« En passant exactement aux points indiqués, on évite la blessure de la plèvre. Il reste à sectionner les insertions du muscle transverse et du diaphragme en haut et en bas, le bistouri rasant la face profonde du volet ostéo-musculaire, le lambeau étant abaissé de la main gauche ».

2° — Si la plaie est thoracique, les malades ne présentent pas toujours les mêmes lésions et la conduite variera suivant le niveau de la plaie.

Il arrive, quelquefois, rarement il est vrai, que le point

de pénétration est assez élevé, dans les espaces intercostaux supérieurs. Alors, bien entendu, il ne faut pas inciser sur la plaie.

Puisque nous avons une ouverture diaphragmatique, il faut opérer sur une région du thorax qui nous permette d'aborder, d'examiner, de suturer le diaphragme et, dans ce cas, on pourra faire un volet, suivant les conseils de Postempski, avec incision en T, en U ou en H, telle que Rochard l'a si bien décrite. Il est préférable, croyons-nous (les résultats appuient notre opinion), d'opérer ainsi les cas où le thorax a été atteint le premier, de préférence à la laparotomie, même avec le procédé d'Auvray. Ce procédé, qui d'ailleurs n'a jamais été employé, semble un peu compliqué et il expose, s'il n'est pas méthodiquement employé, à une seconde blessure de la plèvre et surtout il ne pare pas à toutes les difficultés de la suture du diaphragme.

Encore une fois, nous répétons que l'incision thoracique, avec ou sans résection costale, qui n'a guère d'inconvénient puisque la plèvre était déjà ouverte, est le seul moyen de traiter les plaies pulmonaires, les hernies et les plaies du diaphragme.

L'emploi de cette méthode a donné de bien meilleurs résultats que tous les procédés employés antérieurement.

Si la plaie est située dans les espaces intercostaux inférieurs, c'est, bien entendu, au niveau de la plaie que l'on fait l'incision.

« Je crois, dit Delorme (1), que l'ablation chondro-costale, je devrais dire costale, doit intéresser la 6e côte en avant et sur les côtés et la 7e en arrière.

(1) Delorme, *Société de chirurgie*, 16 janvier 1901.

« Sacrifier les cartilages ou les côtes inférieures, c'est s'exposer à compromettre les insertions diaphragmatiques, nuire par ce fait à un organe dont on cherche à rétablir l'intégrité. Sectionner plus haut, c'est dépasser le niveau de la convexité du muscle. »

Grâce à cette résection de la 6e et de la 7e côte, on découvre la plaie diaphragmatique supérieure ; quant à celles qui portent sur la partie oblique du diaphragme, on les découvre aisément en se rejetant un peu en bas dans l'incision.

Si, ayant eu à inciser d'abord la paroi abdominale pour réparer des lésions importantes de ses organes, on reconnaissait utile d'ouvrir la poitrine pour atteindre le diaphragme, je préférerais réséquer la 6e côte en avant et sur les côtés ou la 7e en arrière, que de comprendre dans la section des cartilages costaux qui donnent attache au diaphragme et cela pour deux raisons à la fois : pour ne pas compromettre son intégrité et aussi parce que les cartilages costaux se réparent difficilement et peu solidement.

Comment faire la suture diaphragmatique ?

Walther, Chaput, Frey, Girard ont pratiqué et préconisent la suture des lèvres de l'ouverture diaphragmatique aux lèvres thoraciques. On évite ainsi la formation du pneumothorax ou plutôt on ferme immédiatement la plèvre et on n'est pas gêné par la traumatopnée.

De plus, comme le fait remarquer Peyrot (Société de Chirurgie, 6 février 1901) : « Il est possible, il est probable même que ce mode de réunion mette mieux que tout autre à l'abri d'une récidive d'une hernie ou d'une éventration trans-diaphragmatique.

Mais ce procédé est-il toujours possible? Non, bien entendu. Dans les plaies thoraciques supérieures et dans les plaies du centre phrénique, l'accolement est impraticable.

Nous avons fait des recherches personnelles pour savoir à peu près jusqu'à quel niveau on peut suturer à la paroi les ouverturesdiaphragmatiques. Des expériences cadavériques auxquelles nous nous sommes livré, il résulte que ce mode de rapprochement n'est possible que sur la portion oblique du diaphragme et seulement au-dessous de la 7e côte, au niveau de la ligne antérieure de l'aisselle. A mesure que l'on opère sur une région plus postérieure, la chose devient plus difficile et ne peut se faire qu'à un niveau plus inférieur.

Enfin terminons ce travail en disant que, si nous avons insisté sur la nécessité de l'opération et de l'opération *d'urgence*, si nous avons tenu à montrer les avantages que la thoracotomie a sur la laparotomie, au moins pour les lésions diaphragmatiques, il faut bien savoir que, par le thorax, on peut inspecter la partie supérieure de l'abdomen, en agrandissant ou non l'ouverture phrénique, tandis que cela est impossible par le ventre. Il ne faut pas oublier que ces deux modes d'intervention, supérieure et inférieure, se complètent et qu'il faut souvent les pratiquer successivement.

Ayons toujours présent à l'esprit que ce qui règle le pronostic des malades atteints de plaie thoraco-abdominale, c'est l'hémorragie et l'infection par ouverture d'un viscère.

Dès que l'on aura le moindre doute, il n'y a donc pas d'hésitation possible, on ne doit pas attendre les symptômes des lésions, on doit les devancer, ouvrir les deux séreuses et porter secours rapidement là où est le danger.

Après l'opération, il faut faire une suture soignée des téguments, suture *complète sans drainage;* pour le thorax c'est le meilleur moyen de voir rapidement disparaître le pneumothorax. S'il y avait infection de la plaie, on ferait sauter un point de suture les jours suivants.

Il est bon de faire un pansement un peu serré, de façon à empêcher l'air d'entrer dans la cavité pleurale et aider ainsi à la parfaite occlusion de la plaie.

CONCLUSIONS

I. — Quand on a fait le diagnostic de plaie thoraco-abdominale, on devra intervenir chirurgicalement dans le plus bref délai possible. Le moindre retard peut être cause de décès.

II. — Les malades non opérés meurent. Quand ils échappent à la mort, ils ont, presque infailliblement, tôt ou tard, une hernie diaphragmatique qui, le plus souvent, s'étrangle.

III. — Il faut, en général, que le chirurgien porte tout d'abord son bistouri vers la séreuse par laquelle a débuté le traumatisme.

IV. — La laparotomie est souvent insuffisante. On est gêné par les viscères abdominaux, la concavité du diaphragme, la saillie des côtes, le manque de lumière, le volume des organes herniés, le vide thoracique.

V. — Par la voie transpleurale, il est beaucoup plus facile d'aborder le diaphragme, de trouver les plaies, de réduire les hernies, de suturer. On peut même examiner une partie de la cavité abdominale.

VI. — Les lèvres de la plaie diaphragmatique seront suturées, suivant le siège de la lésion, soit à la paroi, soit simplement entre elles.

VII. — L'incision chirurgicale siégera en des points divers, suivant les cas.

VIII. — Le pneumothorax chirurgical et le pneumothorax traumatique guérissent en général fort bien, surtout après suture complète et soignée des téguments.

IX. — Ce qui règle le pronostic de la plaie thoraco-abdominale, c'est l'hémorragie et surtout l'infection par plaie viscérale (estomac, intestin), — plus l'intervention sera hâtive, plus le malade aura de chances de guérir.

INDEX BIBLIOGRAPHIQUE

—

Abel. — *Berlin. klin. Woch.*, n° 4, p. 84, janvier 1854.
— — n° 5, p. 144.

Amante. — *Riforma med.*, 1893.

Anger (Benjamin). — Thèse agrég., 1866.

Annales du bulletin méd. argentin, t. XXII, 1890, p. 264.

Auvray. — *Soc. de chirurgie*, 16 janv. 1901; *Congrès de chirurg.*, oct. 1899.

Bazy. — *Rev. de chirurg.*, 1895; *Soc. de chirurg.*, 1901.

Bergmann. — *S. Petersburg med. Wochenschrift*, 1896, n° 48, p. 427.

Blum et Ombredanne. — *Arch. génér. de méd.*, janvier 1896.

Borsuck. — *Centralbl. f. Chirurgie*, 1893, p. 764.

Brancaccio. — *Jahresbericht Virchow*, 1883, t. II.

Centralblatt f. Chirurgie, 1893, n°s 28, 35, 40, 41 (Borsuck — Marana — Impalomeni — Parlavecchio).

Championnière (Lucas-). — Ac. de méd., mars 1899.

Chevreau. — Rec. med. et pharm. milit., in thèse Delahousse, 1885.

Cruveilhier. — Anat. path., t. I, p. 607.

Cuervo y Serrano. — *Gazette méd. ital.-lomb.*, n° 23.

Delahousse. — Thèse Paris, 1885.

Delbet (Pierre). — *Soc. anat.*, févr. 1892.

Delorme. — *Soc. de chirurg.*, janv. 1901.

Després. — Art. Diaphragme, in Dict. de Jaccoud, t. XII.

Dietz. — Th. de Doctorat, Strasbourg, 1882.

Follin et Duplay. — Patholog. chirurgicale, t. V, p. 509.

Font-Réaulx (de). — *Limousin médical.*

Frey. — *Centralblatt f. Chirurg.*, 93, n° 25. — *Wiener klinische Wochens.*, 1893.

Girard (Henry). — *Soc. de chirurg.*, 6 févr. 1901.

Huguet et Peraire. — *Rev. de chirurg.*, 1895.

ISRAEL. — Die Verletzungen des Zwerchfells vom gerichtsärtzlichen Standpunkte *Viertel. f. gerichtl. Med.*, 3e série, XIV fasc., supplém.

LACHER. — *Deutsch. Archiv fur klin. Med.*

LAPALLE. — Thèse de Bordeaux, 1896.

LLOBET. — Onze années de pratique chirurgicale.

MARZOLO SALA. — In mémoire FRANCESCHI, 1885.

MELSOME. — *Ann. of. Surg.*, oct. 1898.

MENDEZ. — *Bull. méd. argentin*, 1890.

NEUMANN. — Zur operativen Behandlung... *Jahresbericht Virchow*, 1889 et *Hygiea*, 1888.

PERCY. — Dict. des sciences méd., 1814, t. IX.

PERNAM. — *Rev. des sciences méd.*, t. XXXVIII, p. 245.

— Arsberœttelse fran Sabatsberg sjukhus i Stockholm fœr 1889, Stockholm, 1890, p. 60.

PEYROT. — Traité de chirurgie de DUPLAY et RECLUS, t. VI, p. 27; *Soc. de chirurgie*, février 1901.

POIRIER. — Traité d'anatomie humaine.

POLAILLON. — *Bull. de Soc. de chirurgie*, t. IV, p. 354.

POSTEMPSKI (Paolo). — Bulletin de l'Académie royale de Rome, t. XV, feuillet 21; t. XVI, feuillet 7.

QUENU. — *Soc. de chirurgie*, janvier 1901.

REPETTO (Nicolas). — Heridas del diaphragma atraves del leno Costo-diaphragmatico, thesis, Buenos-Aires, 1894.

Revue des sciences médicales, t. XII, p. 470; t. XV, p. 276.

Revue de la Société médicale argentine, t. I, pp. 163-92.

RICHET. — Traité d'anatomie médico-chirurgicale, 1877, p. 686.

RISEL. — *Revue des sciences médicales*, t. VIII, p. 316.

ROBERT. — *Soc. anat.*, p. 88.

ROCHARD. — *Société de chirurgie*, janvier 1901.

SCALZI. — *Jahresbericht Virchow*, 1881, t. II.

SCHŒNWERTH. — *Munch. med. Woch.*, 1895, n° 35, p. 815.

SCHLATTER. — *Correspond. Blatt f. schweiz. Aertze*, n° 12, p. 353, 15 juin 1895.

SCHWARTZ et ROCHARD. — *Revue de chirurgie*, 1892, t. XII, p. 756.

SEGOND. — Traité de chirurgie de DUPLAY et RECLUS, VII.

SEVEREANU. — 7e Congrès français de chirurgie, 1893.

SOLLY. — On injuries of the diaphragm.

SODO. — Congrès italien de chirurgie, 1896.
TILLAUX. — Chirurgie clinique, t. II.
TUFFIER et HALLION. — *Revue de chirurgie*, 1895.
WALTHER. — *Soc. de Chirurgie*, 16 mars 1892.
YERARDINI. — In mémoire FRANCESCHI, 1885.
ZANNINI PAOLO. — In mémoire FRANCESCHI, 1885.

TABLE DES MATIÈRES

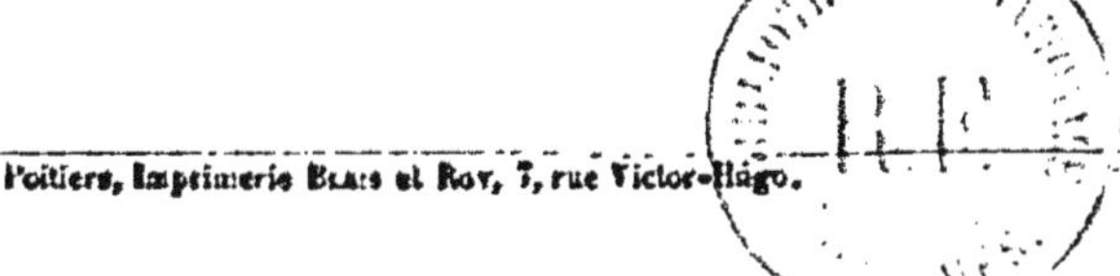

Poitiers, Imprimerie Blais et Roy, 7, rue Victor-Hugo.

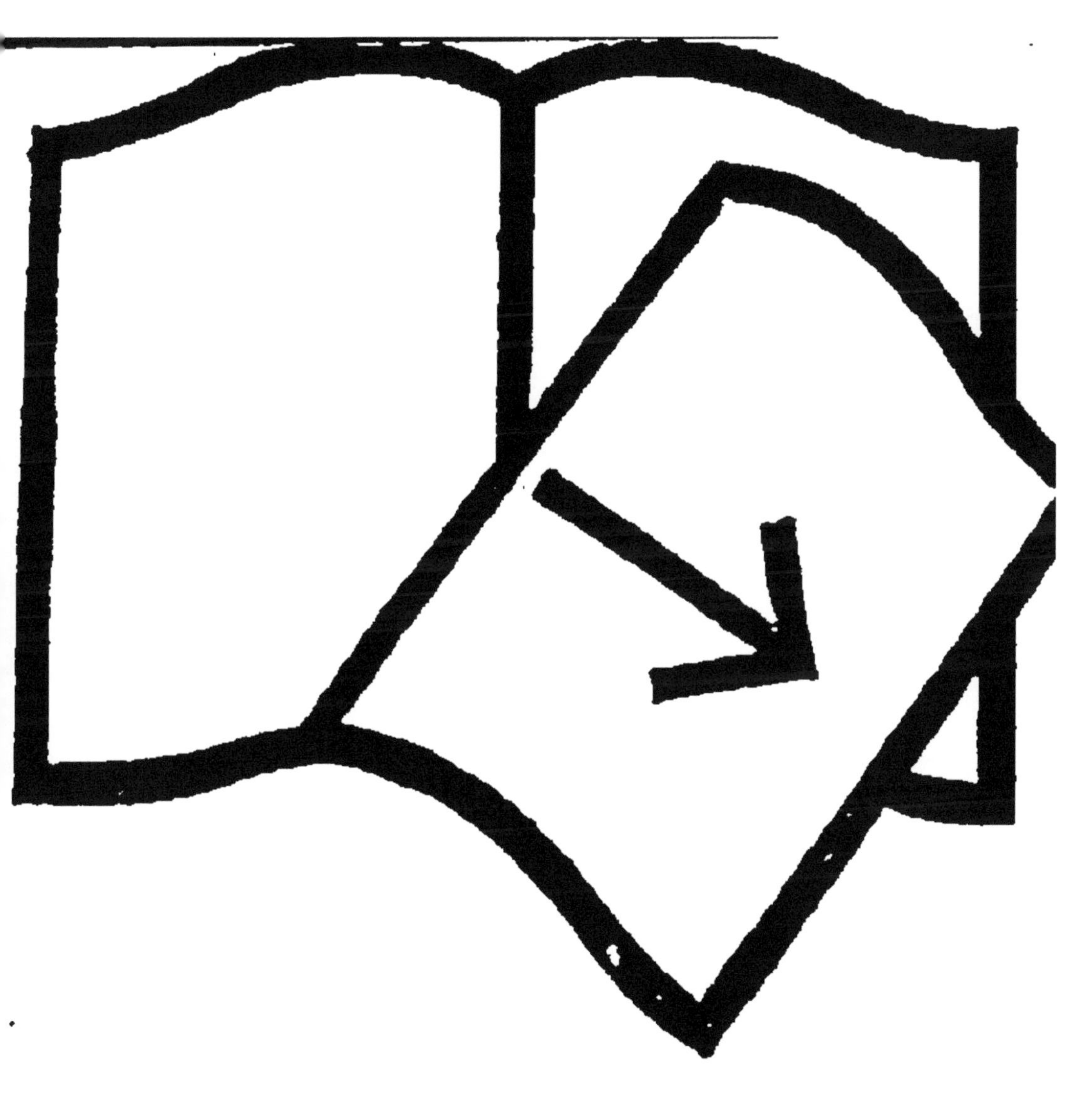

Documents manquants (pages, cahiers...)

NF Z 43-120-13

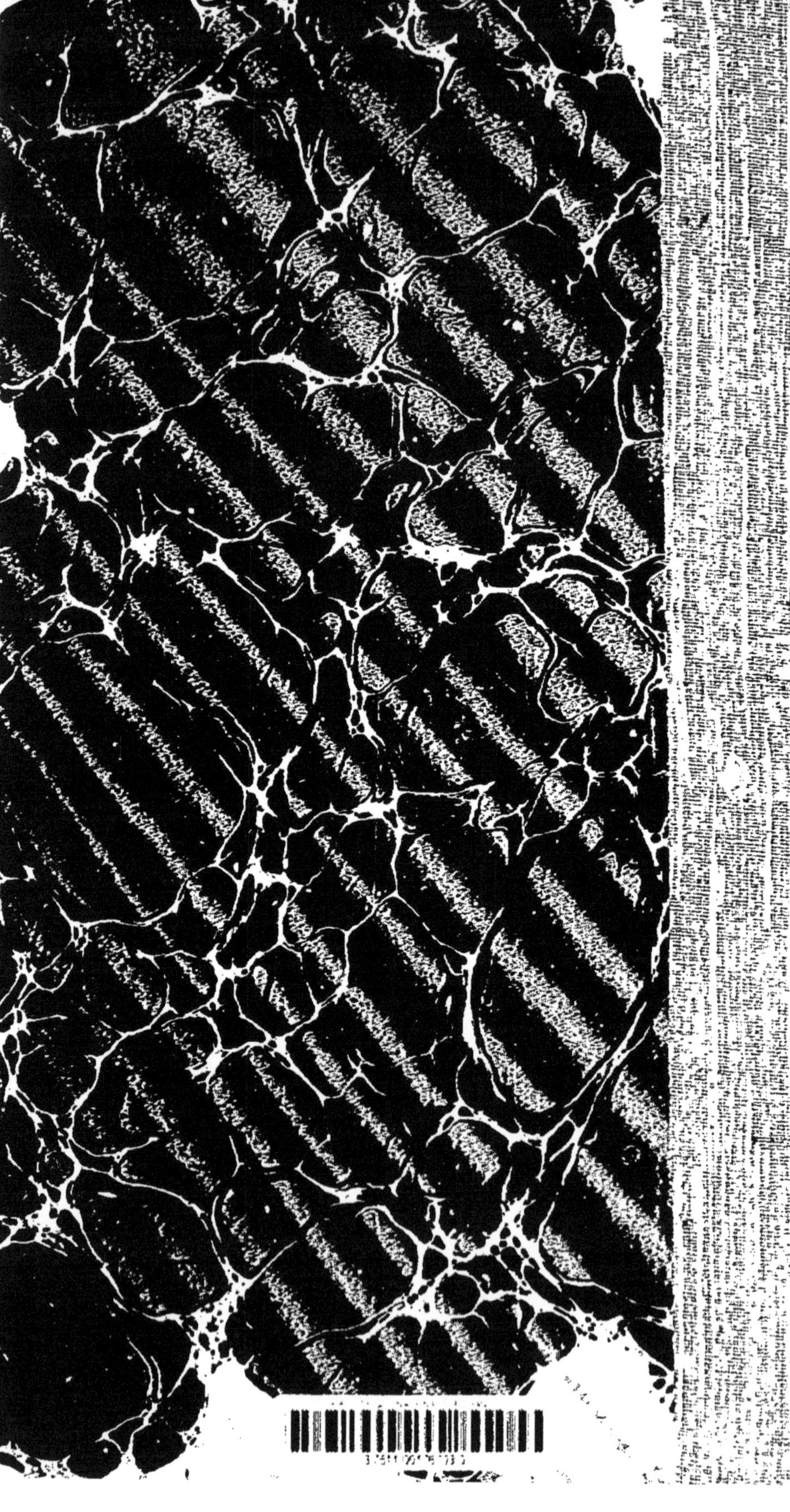

www.ingramcontent.com/pod-product-compliance
Ingram Content Group UK Ltd.
Pitfield, Milton Keynes, MK11 3LW, UK
UKHW012054240726
13965UKWH00003B/1278

9 782013 550031